südwest

Prof. Dr. med. Frank Sommer

Warum Frauen **Pornos** mögen und Männer einen **G-Punkt** haben

296 Wahrheiten über Sex

Diese wichtigen Fragen – und noch so manche mehr – werden auf den folgenden Seiten beantwortet...

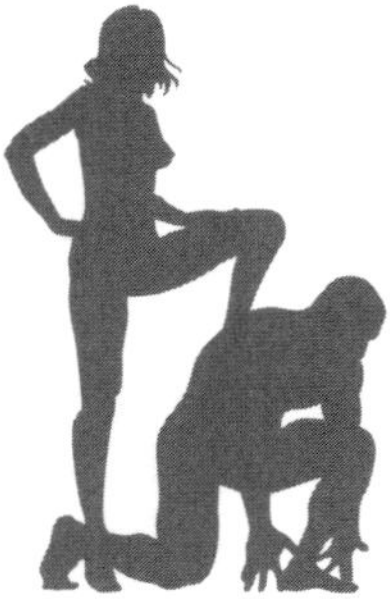

Männerfragen

In Sachen Penis

Ist mein Penis groß genug?

Hier zählen nur nackte Zahlen. Dann auf! Schauen Sie doch mal, wie Sie abschneiden. Hier kommen die wichtigsten Daten rund um des Mannes bestes Stück:

Penisdaten (weiße Europäer)

Durchschnittslänge (schlaff): 7,3 cm

Durchschnittslänge (erigiert): 15,4 cm

Durchschnittslänge (erigiert), Kinsey-Studie, USA: 16,0 cm

Eine neuere Studie des nordrhein-westfälischen Landesverbandes von Pro Familia dagegen ergab eine durchschnittliche Länge von 14,48 cm im erigierten Zustand.

- Mittlerer Umfang (schlaff): 7,6 cm
- Mittlerer Umfang (erigiert): 11,1 cm
- Mittlerer Durchmesser (schlaff): 31 mm
- Mittlerer Durchmesser (erigiert): 41 mm
- Mittlere Länge der Eichel: 39,5 mm
- Größenverhältnis schlaff/erigiert: 1:2,2
- Fläche der Vorhaut: ca. 75 cm^2
- Mittleres Volumen (schlaff): 65 cm^3
- Mittleres Volumen (erigiert): 213 cm^3

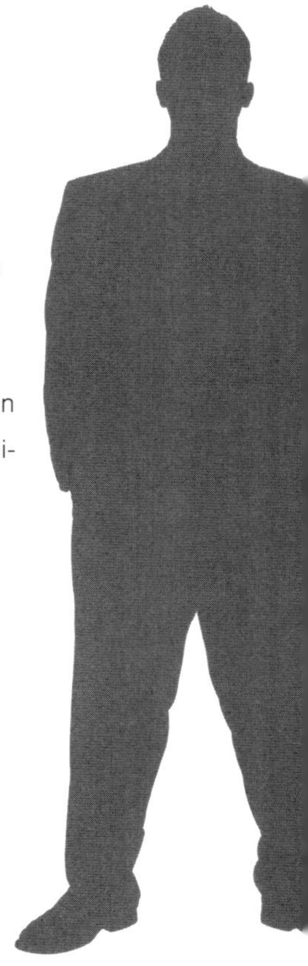

- Innendruck in den Schwellkörpern (erigiert): bis zu 200 mm/Hg (größer als der Blutdruck!)
- Längste medizinisch registrierte Erektion: 34,3 cm
- Längster Penis: 48,3 cm (Long Don John)
- Anzahl der Erektionen im Schlaf: bis zu sechs
- Dauer einer nächtlichen Erektion: 20 bis 50 Minuten
- Maximale Gesamtdauer der Nachterektion: bis zu vier Stunden
- Zahl der Männer auf der Welt, die eine Penislänge von mehr als 30 Zentimeter im erigierten Zustand aufweisen: schätzungsweise 5.000.

Hodendaten

Gewicht: je 20 bis 35 g (rechts ca. fünf Prozent mehr als links)
Länge: 3,5 bis 5 cm
Temperatur: 33 bis 35 Grad Celsius
Aufhängung: links in 85 Prozent der Fälle tiefer als rechts.

Große Hände, großer ...?

Das wäre ein herrlich leichter Vergleich! Aber nichts davon ist wahr: Verschiedene Studien haben gezeigt, dass weder die Größe der Hände noch die der Füße in einem Zusammenhang mit der Penisgröße steht. Und auch Männer mit einer großen Nase können diese Theorie nicht einmal als kleinen Trost für sich in Anspruch nehmen.

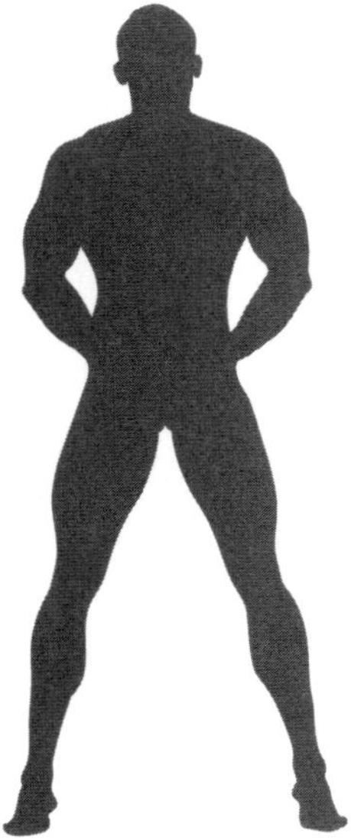

Können Männer mit Glatze öfter?

Gerne würde ich die glatzköpfigen Geschlechtsgenossen jetzt aufbauen und antworten: „Ja, sie sind potenter." Aber leider: Das stimmt nicht. Richtig ist aber, dass glatzköpfige Männer in der Regel einen hohen Testosteronwert haben (das Königshormon des Mannes). Dieser allein führt allerdings noch nicht zum Haarverlust. Schließlich gibt es auch Männer, die trotz hoher Testosteronwerte einen fülligen Schopf haben. Den Ausschlag für den Haarverlust gibt ein bestimmtes „Glatzen-Gen", das meist schon in jungen Jahren zum Haarverlust führt.

Haben Männer verschiedener Rassen tatsächlich unterschiedlich große Geschlechtsorgane?

Wahrheitsgehalt 100 Prozent. Anthroposophische Studien aus den vergangenen 100 Jahren haben eindeutig gezeigt, dass die durchschnittliche Penisgröße im Fernen Osten, also beispielsweise in Korea, Japan und China, geringer ist als die in Westeuropa oder Nordamerika. Sie ergaben auch, dass afrikanische Männer im Durchschnitt einen größeren Penis haben als die Ostasiaten und Westeuropäer. Aber natürlich gibt es weiße Männer, die größere Penisse haben als mancher Afrikaner; ebenso gibt es viele Afrikaner, deren Penisse kleiner sind als die manches Ostasiaten. Eine Studie der Weltgesundheitsorganisation (WHO) von 1998 bestätigte die Richtigkeit der anthroposophischen Ergebnisse. Bei der WHO-Studie wurden die Penisse in vier Kategorien unterteilt:

1. Kategorie

Penisse, die im erigierten Zustand 10 – 12,5 cm messen, haben

- 0 % der Afrikaner
- 3 % der Weißen
- 27 % der Asiaten

2. Kategorie

Penisse, die im erigierten Zustand 12,6 – 15 cm messen, haben

- 15 % der Afrikaner
- 27 % der Weißen
- 51 % der Asiaten

3. Kategorie

Penisse, die im erigierten Zustand 15,1 – 17,5 cm messen, haben

- 59 % der Afrikaner
- 53 % der Weißen
- 17 % der Asiaten

4. Kategorie

Penisse, die im erigierten Zustand 17,6 – 20 cm messen, haben

- 21 % der Afrikaner
- 15 % der Weißen
- 2 % der Asiaten

YES! **Fazit:** Es gibt ethnische Unterschiede in der Penislänge!

Ebenso konnte die WHO-Studie belegen, dass die Penislänge auch innerhalb einer ethnischen Gruppe extrem schwankt. Und zwar fast ebenso stark wie zwischen den einzelnen Rassen selbst.

Welche Penisform ist die beste?

Na ja, die beste gibt es eigentlich nicht. Es gibt aber z.B. eine besonders schöne Penisform: die zylindrische. Dieser Penis ist im erigierten Umfang von der Eichel bis zum Ansatz ungefähr gleich groß. Und in diesem Fall ist Schönheit auch gar nicht so selten: Etwa ein Drittel der Männer ist mit einem solchen Exemplar ausgestattet. Die meisten Männer allerdings haben einen sogenannten „Flakonpenis“. Bei ihm ist die Eichel dicker als der Schaft. Die übrigen Kollegen verfügen über das genaue Gegenteil: einen Penis in Kegelform. Hier ist die Basis der Peniswurzel dicker als die Partie unterhalb der Eichel.

HOT Gerade oder gebogen – wie mögen „ihn“ die Frauen am liebsten?

Ich kann Ihnen so viel sagen: Jeder zweite Mann hat einen geraden Penis; die anderen 50 Prozent haben je zur Hälfte einen nach links bzw. einen nach rechts geneigten Penis. Aber welche Form die Damenwelt bevorzugt, kann ich nicht beantworten, denn hierbei handelt es sich um höchst individuelle Vorlieben.

Ich möchte meinen Penis verlängern. Aber wie?

Da möchte ich Ihnen von einem Penis-Stretcher erzählen, den Professor Dr. Giovanni M. Colpi und seine Kollegen von der Abteilung für Andrologie an der Uniklinik Mailand auf seine Tauglichkeit hin getestet haben. Er brachte seinen Verwendern 1,8 bis 3,1 cm mehr Penislänge (im schlaffen Zustand)! Na, motiviert? Dann möchte ich Ihnen jetzt sagen, was Sie dafür tun müssen: nämlich täglich mindestens sechs Stunden, und zwar über vier Monate lang, eine Spannvorrichtung an den Penis anlegen. Autsch! Der Nachteil: Durch dieses „Folterinstrument“ werden die inneren Strukturen des Penis langfristig so sehr auseinander gezogen, dass man(n) Erektionsstörungen bekommt.

YES! **Fazit:** Langer Penis – aber NO POWER! Wollen Sie das wirklich?

Kann man einem kleinen Penis vorbeugen?

Wenn Sie – während Sie dies hier lesen – noch nicht mehr als 15 Lenze zählen, können Sie hoffen. Denn heranwachsenden Männern – insbesondere denen in der Pubertät – kann mit einer Hormonkur zum Peniswachstum verholfen werden. Und zwar mit Hilfe des Hormons „humanes Choriongonadotropin" (eigentlich ein Schwangerschaftshormon). Nach dem 15. Lebensjahr bleibt die Behandlung dagegen wirkungslos.

Kann man den Penis auch langmassieren?

Aus meiner Praxiserfahrung kann ich hierzu nichts berichten. Es gibt auch keine wissenschaftliche Studie, die das bezeugt hätte! Aber es gibt eine Massagemethode der sudanesischen Araber („jelq"), die von sich reden machte. Die geht so: Sie nehmen Ihren Penis zwischen Daumen und Zeigefinger und massieren ihn mit Melkbewegungen jeden Tag eine halbe Stunde von der Wurzel bis zur Spitze. Lassen Sie es aber nicht bis zur Ejakulation kommen, sondern hören Sie kurz vorher auf und warten Sie, bis sich die Erregung legt. Dann machen Sie wie gehabt weiter. Ich sag's Ihnen aber gleich: Wenn Sie nicht so viel Zeit und Geduld haben wie die Männer aus dem Morgenland, sind Ihre Aussichten auf Erfolg nicht die besten. Die Massagemethode zeigt nämlich erst nach frühestens einem Jahr Erfolg. Wenn überhaupt!

Ist ein langer Penis besser als ein kurzer?

Auf keinen Fall. Ein langer Penis ist nämlich oft instabil (es ist schwer möglich, genügend Druck aufzubauen, um die Vagina zu penetrieren). Untersuchungen haben gezeigt, dass kürzere, breite Penisse die stabilsten sind. Und mit denen kann man auch die schnellsten Erektionen bekommen.

♂

Warum misst ein Penis selten 30 cm?

Wissenschaftlich kann ich darauf sicher nicht befriedigend antworten. Wie wäre es hiermit: Wenn der Penis nicht mehr in eine Vagina passt, ist er vielleicht völlig nutzlos!?

Klar, zum „Wasserlösen“ wäre er noch zu gebrauchen...

Ich möchte die steile Erektion aus meiner Jugendzeit noch einmal erreichen. Was kann ich tun?

Mit diesem Wunsch befinden Sie sich in bester Gesellschaft. Aber ich sage es Ihnen gleich: Die Sache ist wenig aussichtsreich. Es ist nämlich so: Mit zunehmenden Jahren verliert der Penis bei der Erektion an Neigung. Folgendes: Wenn Sie um die 30 Jahre alt sind, ist es normal, dass Sie eine Steigung von 20 Grad über der Horizontalen erzeugen können. Wenn Sie 40 bis 50 Jahre alt sind, kann es gut sein, dass es Ihr Penis nur noch bis in die Horizontale schafft. Deutlich abwärts geht's dann um die 70. Ihr Geschlecht kann im erigierten Zustand dann schon ein Gefälle von 25 Grad aufweisen. An dieser Stelle möchte ich Sie trösten: Sie sind nicht alleine. Männer, die um die 60 Jahre alt sind und noch ein steil aufgerichtetes Geschlecht vorweisen können, sind Ausnahmekandidaten. Und es wird noch etwas besser: Es gibt nämlich Übungen, die Ihnen helfen, die Erektionshärte und den Erektionswinkel Ihres Penis zu verbessern. Und zwar durch Beckenbodentraining nach VigorRobic®. Es kräftigt die Muskeln, die unter den Pobacken (nahe dem Enddarm unterhalb des Hodensacks) liegen. So machen Sie es richtig: Morgens, mittags und abends die Pobacken jeweils zehnmal für ein bis zwei Sekunden anspannen und wieder für 20 Sekunden entspannen. Steigern Sie die Zeit der Kontraktionen kontinuierlich, bis Sie auf sechs bis acht Sekunden kommen. Übrigens: Diese Übungen können auch einen vorzeitigen Samenerguss verhindern.

NEW! **Eine Übungsbeschreibung finden Sie in PDF-Format unter:**
http://www.maennergesundheit.info/publikationen_wissenschaft.html
„Übungen zum Verlängern des sexuellen Aktes"

Warum ist die Erektion des Penis nicht immer gleich stark?

Ganz einfach: Der Grad der Erektion hängt von der Stimulation ab, die der Penis gerade erfährt. Manche Berührungen oder Stellungen fühlen sich halt besser an als andere. Daher fällt die Erektion mal stärker aus, mal schwächer. Völlig normal!

Warum schrumpft der Penis, wenn man ihn in kaltes Wasser taucht?

Bei Kälte ziehen sich alle Blutgefäße zusammen – der Penis fällt in sich zusammen. Das heißt, der Penis wird bei reduzierter Durchblutung kleiner. Die Penisgesamtoberfläche ist reduziert, und dadurch wird weniger Körperwärme über den Penis abgegeben. Das ist ein Schutzmechanismus des Körpers, der ein Auskühlen verhindert.

HOT Warum wachen Männer morgens mit einer Erektion auf?

Es gibt zwar viele Namen für eine morgendliche Erektion, aber nur eine gute Erklärung für ihr Zustandekommen: Junge, gesunde Männer erleben im Traum (während der sogenannten REM-Phase des Schlafes, in der sich die Augen sehr schnell hin und her bewegen) etwa alle 60 bis 90 Minuten sexuelle Erregung. Das führt zu spontanen Erektionen. Über Nacht füllt sich die Harnblase. Kommt es zu einer Erektion, bleibt diese erhalten, denn die volle Harnblase drückt unter anderem auf die Blutabflussbahnen im Penis. Das Blut kann nicht mehr ungehindert aus dem erigierten Penis abfließen. Wenn man am Morgen aufwacht, ist also die sogenannte „Morgenlatte" da – die letzte Erektion, ein Überbleibsel aus der Nachtaktivität des Penis.

Was macht die Penisspitze so sensibel?

Die Eichel ist ein ganz besonderer Sensor, mit Hunderten von Nervenenden ausgestattet, die beim Sex oder der Masturbation den Grad der Erregung messen und an das Gehirn und das untere Rückenmark weiterleiten, wo sich das sogenannte Ejakulationszentrum befindet, das in der Regel parallel zum Orgasmus den Samenerguss auslöst. Die dazu erforderliche Reizschwelle ist von Mann zu Mann unterschiedlich und hängt auch davon ab, ob die Eichel noch durch die Vorhaut, die sich über die Eichel stülpt, geschützt ist oder ob die Vorhaut entfernt wurde.

Kann die Erektion Unterschiede in der Penisgröße wettmachen?

Und ob! Ein Penis, der im schlaffen Zustand klein ist, kann den Unterschied während der Erektion oft wieder ausgleichen (Blutpenis). Und umgekehrt: Ein großer Penis (Fleischpenis) hat im erigierten Zustand meist nur wenig zuzusetzen.

YES! **Fazit:** Zwischen schlaff und erigiert gibt's enorme Größenunterschiede.

Sind große Penisse zeugungsfähiger?

Definitiv nicht. Männer mit zehn Zentimetern Penislänge haben ebenso gute Chancen auf eine erfolgreiche Befruchtung wie Männer mit größerem Penis.

Ist ein kleiner Penis peinlich?

Weniger vor dem weiblichen Geschlecht als dem Mann selbst. Einem Mann mit einem kleinen Penis ist es beispielsweise peinlich, sich in der Umkleidekabine den Blicken der anderen Männer auszusetzen. Umgekehrt kann ein Mann mit einem großen Penis andere Männer beeindrucken. Es scheint für viele Männer besonders wichtig zu sein, was andere Männer von ihrem Geschlechtsteil halten, denn sie definieren ihre Männlichkeit oft über die Sexualität. Da aber andere Männer nicht sehen können, wie Mann im Bett ist, schließen sie von der Länge seines Penis auf das sexuelle Leistungsvermögen des Mannes (was ja Quatsch ist!). Ein kleiner, stabiler Penis kann wie gesagt oft bessere Erektionen hervorbringen und somit befriedigender für die Partnerin sein als ein langer Penis. Frei nach dem Motto: „Lang und schmal Frauens Qual. Klein und dick Frauens Glück."

Wird der Penis im Alter kleiner?

Ja, er schrumpft! Das bestätigte eine europäische Studie aus dem Jahr 1989: Ein Vergleich zwischen Jung und Alt brachte einen nennenswerten Längenunterschied. Auch in der Breite gibt's im Alter etwas Schwund, an der Eichel und an der Penisbasis. Hinzu kommt noch, dass der Penis im Alter kleiner wirkt, weil die betreffenden Männer im Alter fülliger werden. Das heißt, der Bauch wird dicker und der Penis versinkt teilweise in der „Fettschürze".

Gibt es Penistransplantationen?

In Indien wurde weltweit die erste durchgeführt. Auch erfolgreich! Empfänger war ein sieben Monate alter Junge, der ohne Penis geboren wurde. Das Spenderorgan kam von einem einjährigen Jungen, der von Geburt an zwei Penisse hatte. Bei Erwachsenen wurde solch eine Operation das erste Mal in China erfolgreich durchgeführt. Der Empfänger hatte aber so große Probleme mit seinem neuen Geschlechtsteil, dass dieses nach einigen Wochen wieder entfernt werden musste. Ich selbst vertrete den Standpunkt, dass man beispielsweise bei Männern, die ihren Penis bei einem Unfall verloren haben, solch eine Operation durchführen lassen sollte – natürlich nur, wenn das Unfallopfer das wünscht. Aber nur – und wirklich ausschließlich – von Expertenhand. In Deutschland gibt es vielleicht fünf Ärzte, denen ich das zutraue. Allerdings ist so eine OP bei uns auch noch nicht geklärt!

WHAT? Stimmt es, dass man einen Penis im Labor „züchten" kann?

Um es vorwegzusagen: Einen menschlichen Penis konnte man bislang noch nicht züchten. Wohl aber einen Kaninchenpenis. Dafür wurde im Labor aus den Peniszellen von Kaninchen Penisgewebe gezüchtet. Das Zuchtexemplar erhielt ein Rammler. Ergebnis: Das Tier konnte sich mit dem Laborpenis ohne weiteres fortpflanzen.

HOT Macht Sex mit einem gepiercten Penis mehr Spaß?

Für viele Männer und Frauen ist ein Penispiercing ein höchst erotisches Detail; sei es, wenn sie selbst es tragen, sei es, wenn ihr Partner eines hat.

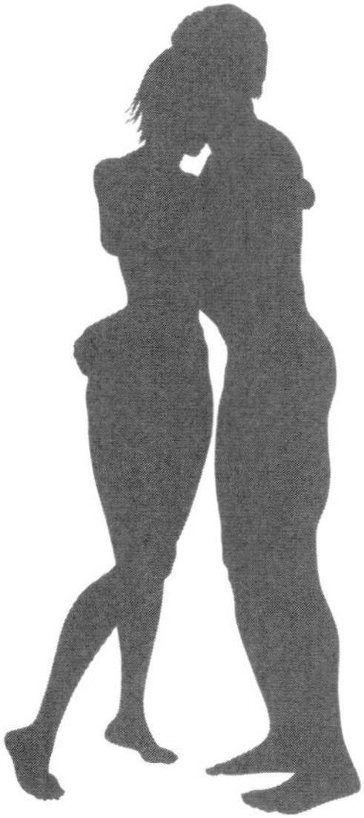

Und das reicht oftmals schon aus, um seinem Träger oder dem Partner Lust zu machen. Ob der Intimschmuck über den dekorativen Zweck hinaus auch besseren Sex garantiert, ist aber nicht erwiesen. Da die sensiblen Zonen der Frau im vorderen Drittel der Vagina lokalisiert sind, kann ein Penispiercing, an der Eichel fixiert, wenig ausrichten. Und bei den Auf-und-Abbewegungen beim Sex kann sich das Piercing auch lösen – autsch! Auch das Überstülpen von Kondomen birgt Gefahren, beispielsweise wenn das Piercing das Kondom beschädigt.

Warum müssen ältere Männer öfter urinieren?

Weil die Blase mit dem Älterwerden meist immer weniger Flüssigkeit fassen kann – von der Jugend bis zum Seniorendasein fast um die Hälfte weniger. Heißt in Zahlen: Das Fassungsvermögen der Blase sinkt von ca. 500 Milliliter auf ca. 265 Milliliter. Der geringere Druck bringt so natürlich auch einen schwächeren Urinstrahl mit sich. Daher sind die meisten älteren Herrschaften schon froh, wenn ihre Schuhe beim Urinieren trocken bleiben (während ein junger Mann noch einen Urinstrahl von bis zu drei Metern Weite erreicht!). Ein anderer Grund, warum ältere Männer öfter urinieren müssen, ist, dass sie ihre Blase nicht mehr richtig entleeren können. Dann tritt eine sogenannte Restharnbildung ein. Heißt: Wenn die Blase nicht vollständig entleert wird, ist sie natürlich auch umso schneller wieder voll. Folge: Der nächste Harndrang tritt auf.

Warum ist es schwierig, unter Beobachtung zu urinieren?

Da in Gesellschaft zu urinieren bzw. auch sexuell aktiv zu sein, in der Regel Stress auslöst, werden Zentren zum Wasserlösen (aber auch Erektionszentren) blockiert. Ist ein natürlicher Mechanismus. Denn der Körper ist bei Stress auf Flucht eingestellt, und dann werden alle anderen nicht lebenswichtigen Funktionen unterdrückt. Und eben diese Unterdrückung behindert den Auslösemechanismus fürs Urinieren. Ausnahme: Wenn die Blase richtig voll ist. Dann kommt es zur sogenannten „Überlaufblase". Die Flüssigkeitsaufnahmekapazität in der Blase reicht dann nicht mehr aus. Der Druck in der Blase wird so hoch, dass der Blasenschließmuskel diesem nicht mehr entgegenwirken kann, und man verliert Urin.

Wie oft urinieren pro Tag ist normal?

Normalerweise uriniert man drei- bis sechsmal täglich. Aus Erfahrung weiß aber fast jeder: Wird viel Bier, Tee oder Kaffee getrunken – also harntreibende Flüssigkeiten –, sind die Toilettenbesuche zahlreicher, natürlich auch während der Nacht. In diesem Zusammenhang möchte ich Ihnen noch einen Tipp geben: Trinken Sie täglich zwei bis drei Liter Flüssigkeit, am besten koffein- und alkoholfreie Getränke. Das schützt auch vor Entzündungen der Harnwege.

Beim Urinieren brennt's! Was ist der Grund?

Wenn Sie beim Urinieren ein Brennen verspüren, vielleicht sogar nur einige Tröpfchen Wasser lassen können und einen dumpfen Schmerz im Unterleib wahrnehmen, haben Sie sich wahrscheinlich eine Harnwegsinfektion zugezogen. Kennzeichnend dafür ist auch ein meist dunkler, „wolkiger" oder manchmal sogar blutiger Urin, der stark riecht. Nicht selten kommen auch noch starkes Schwitzen, Übelkeit und Erbrechen als Begleitsymptome (im fortgeschrittenen Stadium) hinzu. Doch wie kommt Mann an einen Harnwegsinfekt? Durch eine verengte Harnröhre, Nierensteine, eine altersbedingt vergrößerte Prostata oder auch Stress. Bei einem Harnwegsinfekt können Sie sich selbst am besten helfen, indem Sie viel trinken! Das spült die Bakterien aus der Blase. Machen Sie nicht den Fehler und halten den Harn zu lange an, weil Sie den Schmerz beim Wasserlassen fürchten. Das kann nämlich zum Problem für die Nieren werden. Mein Tipp: Suchen Sie schnellstmöglich einen Urologen auf. Er kann die Ursache des Harnweginfekts aufspüren und Ihnen gegebenenfalls ein Antibiotikum verordnen. Das hilft, die Bakterien abzutöten, sodass Sie relativ schnell wieder beschwerdefrei urinieren können.

HOT Beschneidung

Warum lassen sich Männer die Vorhaut entfernen?

Meistens aus religiösen Gründen. Dann, man lese und staune, gibt es auch modische. Etwa wenn Eltern glauben, dass ein beschnittener Penis besser aussieht als ein unbeschnittener, oder weil sie wollen, dass der Sohn dem (beschnittenen) Vater ähnlich sieht. Interessant auch das: Ein uralter Beweggrund für die Beschneidung war der, Jungen und Männer von der Masturbation abzuhalten. Wie auch immer: Die Entfernung der Vorhaut – im Fachjargon Zirkumzision genannt – ist weltweit die häufigste Operation. Männer, die unter vorzeitigem Samenerguss leiden, lassen sich nicht selten die Vorhaut entfernen, weil sie hoffen, dadurch die Erektion länger halten zu können. Das kann auch stimmen. Denn eine frei liegende Eichel ist im Alltag verstärkter Reibung ausgesetzt, wodurch ihre Sensibilität im Laufe der Zeit abnehmen kann, sodass der Orgasmus eventuell hinausgezögert werden kann. Es gibt aber auch beschnittene Männer, z. B. aus den arabischen Ländern, die trotz ihrer Beschneidung über einen vorzeitigen Samenerguss klagen. Also, bewiesen ist es noch nicht, ob der Samenerguss durch die Beschneidung verzögert wird oder nicht!

Wann muss man die Vorhaut entfernen?

Wenn medizinische Gründe dafür vorliegen. Z. B. bei einer Vorhautverengung, Rissen an der Vorhaut oder Schmerzen bei der Erektion.

Welche Vor- und Nachteile hat die Beschneidung?

Ein klarer Nachteil könnte sein, dass beschnittene Männer auf eine erogene Zone verzichten, denn die Vorhaut ist dicht mit lustvermittelnden Nervenenden gespickt. Und nicht zuletzt schützt und befeuchtet die Vorhaut auch die empfindliche Haut der Eichel. Ein klarer Vorteil der Beschneidung ist die bessere Hygiene. Denn selbst in den westlichen Industrienationen (!) gibt es immer noch viele Männer, die die Vorhaut für die „Wundertüte" des Mannes halten und ihren Penis unter der Vorhaut nicht reinigen. Frauen, die mit unbeschnittenen Männern verkehren, haben ein größeres Risiko, an einem Muttermundtumor zu erkranken, als diejenigen, die mit einem beschnittenen Partner verkehren.

Was passiert nach einer Beschneidung?

Der Penis ist durch das Freilegen der Penisspitze am Anfang oft sensibel. Nach der Operation kann sich eine Verkrustung bilden, die aber sehr schnell wieder abheilt. Die Haut rings um die Eichel hat danach eine andere Farbe (das ist die Farbe des inneren Vorhautblattes, das normalerweise, also bei erhaltener Vorhaut, nicht zu sehen ist).

Hilft eine frühe Beschneidung, eine spätere Krebserkrankung zu verhindern?

Die Antwort lautet: JA! Peniskrebs ist sehr selten und auf äußerst mangelhafte Hygiene zurückzuführen. Eine Beschneidung kann beim Mann ein Peniskarzinom der Eichel verhindern, eben wegen der besseren Hygiene. Außerdem haben die Partnerinnen von beschnittenen Männern wie gesagt weniger häufig einen Muttermundtumor.

Kann durch eine Beschneidung Harnwegsinfektionen vorgebeugt werden?

In manchen Fällen schon, denn Harnwegsinfekte können ihre Ursache in mangelhafter Hygiene haben. Wenn Männer eine zu enge Vorhaut haben, können sie die Vorhaut nicht zurückschieben, um den Penis darunter zu reinigen, sodass dort oft Urinreste zurückbleiben – ein Paradies für Bakterien.

Überträgt ein Beschnittener weniger Sexualkrankheiten und Aids?

NEIN! Doch neueste Untersuchungen stellen die „gewagte" Hypothese auf, dass der innere Teil der Vorhaut bei manchen Männern Rezeptoren aufweist, die HI-Viren (Aids) besser aufnehmen können. Also könnte ein beschnittener Mann in einigen Fällen ein geringeres Risiko haben, an Aids zu erkranken, als ein unbeschnittener. Fest steht aber: Das Sexualverhalten eines Menschen spielt hier eine weitaus entscheidendere Rolle als das Fehlen oder das Vorhandensein der Vorhaut.

Wie heißt das kleine Bändchen, das die Vorhaut mit der Eichel verbindet?

Frenulum. Viele Männer berichten, dass dieser Bereich des Penis der empfindsamste ist und eine Stimulation dort besonders schnell zum Orgasmus führt.

WHAT? Haben Beschnittene besseren Sex?

Nichts deutet darauf hin. Obwohl beschnittene Männer vielleicht eine weniger empfindsame Eichel haben, können Beschnittene beim Sex empfindsamer sein als so mancher Unbeschnittene.

NEW! Zurück zur Vorhaut, geht das?

Wer seine Vorhaut wiederhaben möchte, hat die Wahl zwischen drei Arten der sogenannten Penisrekonstruktion:

1. Durch eine Operation vom Spezialisten (Männerarzt).

2. Die „Rest"-Vorhaut des Penis wird mit Gewichten in die Länge gezogen. Dauert natürlich länger.

3. Mit Klebestreifen und Ringen. Geht noch langsamer.

Aber machen Sie sich keine Illusionen: Mit diesen Maßnahmen erhalten Sie zwar eine Art Ersatz für die verlorene Vorhaut, doch sie wird nie wieder so sein wie früher.

Stimmt es, dass man Vorhaut züchten kann?

Stimmt! Denn im Gewebe der Vorhaut befinden sich Fibroblasten, das sind Zellen, die im menschlichen Organismus nur sehr selten vorkommen. Diese sind in der Lage, neues Gewebe zu bilden. Stellen Sie sich vor: Aus den Zellen einer einzigen Vorhaut kann so viel Haut gezüchtet werden, dass mehrere Fußballfelder damit bedeckt werden können. Helden vor, die mit diesem Wissen ihre Vorhaut noch hergeben möchten!

HOT Potenz

Schadet Rauchen der Potenz?

Rauchen ist einer der übelsten Potenzkiller. Männer, die qualmen, haben sogar ein doppelt so hohes Risiko, impotent zu werden, wie Nichtraucher. Der Grund ist simpel: Nikotin verengt die Blutgefäße. Und die ersten Anzeichen dafür werden Sie am Penis verspüren, weil dort die sehr feinen Blutgefäße lokalisiert sind. Und von wegen Jugendsünden rächen sich nicht: Wer als Jugendlicher geraucht hat, ist besonders gefährdet, schon mit 30 oder 40 Jahren Erektionsstörungen zu bekommen. Bei den anfänglichen klinischen Studien für potenzfördernde Medikamente waren drei von vier Männern Raucher.

Macht Radfahren impotent?

Als Arzt rate ich Ihnen: Fahren Sie Fahrrad! Es ist eine der gesündesten Sportarten für das Herz-Kreislauf-System. Als Männerarzt muss ich Ihnen jedoch sagen: Für die sensiblen Geschlechtsorgane des Mannes ist Rad-

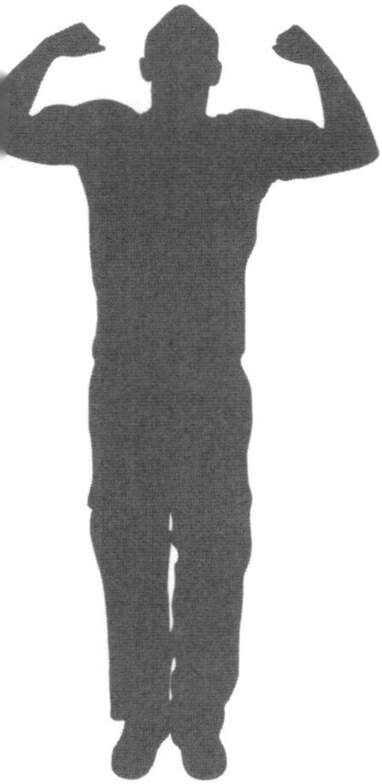

fahren nicht so gesund. Es ist nämlich längst bekannt, dass sich bei „untrainierten Fahrradfahrern", die regelmäßig längere Strecken zurücklegen, das Risiko erhöht, Erektionsstörungen zu bekommen. Das liegt überwiegend daran, dass der vom Fahrradsattel ausgeübte Druck die Durchblutung und Sauerstoffversorgung des Penis vermindert. Dabei kommt es langfristig zu Umbauprozessen im Penis, sodass dieser auf sexuelle Stimulation nicht mehr auf die gewohnte Weise und nicht mehr ausreichend reagieren kann. Fahrradfahrer, die durchschnittlich mehr als sechs Stunden pro Woche auf dem Sattel verbringen – und das vielleicht schon seit mehreren Jahren –, klagen daher häufiger über Erektionsstörungen als andere Sportler, beispielsweise Schwimmer.

Zu ähnlichen Ergebnissen sind auch weitere Studien gekommen. Ich will Ihnen hier nur einige Zahlen nennen:

- Bei den Teilnehmern der längsten Radtour der Welt in Skandinavien berichteten 13 Prozent der ambitionierten Radfahrer, an Impotenz zu leiden, und rund 70 Prozent berichteten von vorübergehenden Taubheitsgefühlen in den Hoden.
- Im Vergleich zu Schwimmern waren die Radler dreimal so oft von Erektionsstörungen betroffen.
- Forscher der Uniklinik Innsbruck fanden bei 96 Prozent von 45 unter-

suchten passionierten Bikern Veränderungen im Hodenbereich, im Gegensatz zu 16 Prozent der untersuchten Nichtradler. Darunter gutartige, aber schmerzhafte Tumoren (84 Prozent), spermaschädigende Zysten (49 Prozent) und Verkalkungen der Nebenhoden (44 Prozent), die zu Schwellungen und Entzündungen führen können.

Das soll genügen. Jetzt verbannen Sie Ihren Drahtesel aber nicht gleich in die hinterste Ecke des Schuppens. Wenn Sie ein paar Tipps beherzigen, können Sie viel dafür tun, um Ihre Sexualorgane und -funktionen beim Radeln zu schützen:

- Stellen Sie sich die Sattelspitze Ihres Rades etwas nach unten geneigt ein. Wenn Sie dabei das Gefühl haben, vom Sattel zu rutschen, stellen Sie den Sattel wenigstens horizontal ein (nie nach oben geneigt!).
- Schrauben Sie den Lenker etwas höher, damit Sie den Oberkörper nicht nach vorne beugen müssen. Das verringert den Druck auf die sensiblen Penisgefäße.
- Wenn Sie einige Stunden am Tag im Sattel sitzen, gewöhnen Sie sich an, spätestens alle 30 Minuten stehend zu radeln, vor allem auch dann, wenn Sie unebene Wege befahren.
- Sollten Sie aber gerade beschlossen haben, sich ein neues Fahrrad zuzulegen, können Sie z. B. auf ein Liegefahrrad zurückgreifen. Es gewährt nämlich einen besseren Blutfluss im Genitalbereich. Die zweitbeste Wahl sind vollgefederte Rahmen und dazu ein hart (anders als man denkt) gepolsterter und gelöcherter Sattel.
- Und wenn Sie – allen Sicherheitsmaßnahmen zum Trotz – durchs Radfahren Beschwerden im Genitalbereich bekommen, etwa wenn Penis und Hoden taub oder berührungsempfindlich sind, verzichten Sie für eine Woche aufs Radfahren und suchen Sie notfalls einen Männerarzt oder Urologen auf.

Führt Motorradfahren wirklich zu Erektionsstörungen?

Da der Sattel eine entscheidende Rolle spielt, stellt sich die Frage, ob bei Motorradfahrern das gleiche Symptom auftritt. Erstaunlicherweise konnte man sehen, dass Motorradfahrer ab dem 35. Lebensjahr häufiger von Erektionsstörungen betroffen sind als die Kontrollgruppe der „Nichtbiker". Dabei ist aber von entscheidender Bedeutung, welche Art von Motorrad man(n) fährt, also z.B. einen Chopper oder eine Crossmaschine, denn davon hängt natürlich die Sitzhaltung beim Fahren ab. Kurz: Wer auf seiner Harley am Wochenende fährt, um die Natur zu genießen, scheint ein geringeres Risiko für Erektionsstörungen zu haben als etwa der Hobby-Cross-Freak. In jedem Fall gilt: Wenn Erektionsstörungen auftreten, sollte man so früh wie möglich seinen Arzt aufsuchen.

HOT Steigert mehr Sex die Potenz?

Darin sind wir Wissenschaftler uns einig: Ja! Sex stärkt die Potenz. Wer als junger Mann schon ein angeregtes Sexualleben pflegt und dies bis zum 30. oder 40. Lebensjahr aufrechterhält, wird auch in späteren Lebensphasen davon profitieren. Sexuelle Aktivität bedeutet Training für den Penis. Ist wie joggen im Wald. Wer dreimal in der Woche joggt, hat ein fitteres Herz-Kreislauf-System. Das Gleiche gilt für den Penis. Das Motto heißt: „Use it – or loose it." Eine Studie hat gezeigt, dass regelmäßiger Sex den Testosteronspiegel erhöht (das Königshormon des Mannes). Selbst bei 70-Jährigen. Demnach haben sexuell aktive Männer mindestens doppelt so hohe Testosteronwerte wie nicht aktive. Auch nicht zu verachten: Ihre Partnerin hat auch etwas davon. Regelmäßiger Sex steigert die Östrogenbildung bei Frauen, hält sie fit und schön, so wie der Sport (kurze Ausdauereinheit oder Krafttraining) den Testosteronspiegel des Mannes pusht und seine Manneskraft nährt.

Samen

Wozu braucht man Samen?

In erster Linie natürlich für die Fortpflanzung und den Erhalt unserer Spezies (aber auch für ungeahnte bis ungewollte Vaterfreuden). Denn die Samenzellen enthalten das gesammelte Datenmaterial, die Erbanlagen des „Herstellers".

Ist Sperma nahrhaft, oder macht es dick?

Kennen Sie den? Du bist, was du isst! In diesem Fall stimmt so viel: Sperma enthält zwar wichtiges Genmaterial, enthält aber auch beachtliche Inhaltsstoffe. Diese machen jedoch nicht dick. Alles klar? Etwas genauer: Ein Ausstoß hat einen Gesamtkaloriengehalt von ca. fünf kcal. Diese Kalorien stammen von Proteinen, inklusive Enzymen und Zucker (hauptsächlich Fruktose), die von der Prostatadrüse der Samenflüssigkeit zugefügt werden, damit die Spermien besser schwimmen.

Hier der Nährwert des Spermas im Einzelnen:

• Wasser	91,8 %
• Trockensubstanz	7,2 %
• Eiweiß	45 g/l
• Harnsäure	60 mg/l
Vitamine:	
• Tocopherol (Vitamin E)	9,8 mg/kg
• Vitamin B12	0,45 mg/l
• Ascorbinsäure (Vitamin C)	43 mg/l
• Fruktose	2,24 g/l

• Sorbit	0,1 g/l
• Zitronensäure	3,76 g/l
• Milchsäure	0,37 g/l
• Lipide	1,88 g/l

HOT Wie weit kann man ejakulieren?

Der bisherige Rekord (weiteste medizinisch registrierte Ejakulation) liegt bei 29,7 cm.

NEW! Wie kann man das „Weiter-Schießen“ trainieren?

Mit dieser Übung können Sie gleich zwei Fliegen mit einer Klappe schlagen. Mit der gleichen Übung bringen Sie nämlich den Ejakulationsreflex unter Kontrolle und können damit die Ejakulation verzögern. Los geht's:

• Versuchen Sie anfangs mitten im Urinieren den Harnfluss zu unterbrechen. Immer wieder. Nicht nur den Schließmuskel zum Unterbrechen verwenden, sondern insbesondere auch den Muskel unterhalb des Hodensacks aktivieren.

• Später können Sie diese Übung auch trocken durchführen, tun Sie also so, als wollten Sie den Harn stoppen. Und das täglich ca. 15-mal. Die Übung stärkt die Muskeln an der Penisbasis, das sind auch diejenigen, die Sie zum Weiter-Ejakulieren brauchen.

• Sie können aber auch ein spezielles Beckenbodentraining (VigorRobic®) durchführen. Können Sie im Internet herunterladen.

NEW! **Unter:** *http://www.maennergesundheit.info/pdf/IC-Training.pdf.* Dabei trainieren Sie auch diese Muskeln. Ein dreimal wöchentliches Training für acht bis zwölf Minuten reicht aus.

• Was Sie jetzt noch benötigen, ist jemand, der vom Resultat beeindruckt ist. Ansonsten messen Sie den Abstand mit einem Zollstock, und geben Sie damit vor Ihren Kumpels an. Die wissen, was das bedeutet.

Wie viel Sperma produziert ein Mann?

Zwischen dem 15. und 60. Lebensjahr produziert ein Mann (pro Ejakulation ca. 3,5 ml), insgesamt 30 bis 50 Liter Sperma, das heißt, er kommt zwischen 8.571- und 14.286-mal.

Kann man die Spermamenge steigern?

Während der durchschnittliche Mann pro Schuss im Schnitt einen Teelöffel voll Ejakulat freisetzt (entspricht ca. dreieinhalb Kubikzentimetern), bringen es Hengst und Eber zu Entladungen von bis zu einem drittel oder halben Liter. Aber die Menge der Samenflüssigkeit lässt sich steigern. Und zwar durch besonders langes und intensives erotisches Küssen und Liebkosen. Dafür sorgt die Nerventätigkeit während der Erregungsphase beim Sex. Deshalb ist ein Ejakulat beim Sex auch in der Regel um die 20 Prozent umfangreicher als bei der Masturbation. Und: Untersuchungen an Tieren haben ergeben, dass die Geschlechtsdrüsen häufig ejakulierender Männchen größer sind als die der enthaltsamen. Also versuchen Sie's. Vielleicht füllen Sie ja bald einen Eierbecher.

Wie kann ich mein Sperma selbst untersuchen?

Mit einem speziellen Spermatest (z.B. FertilMARQ von Embryotech, enthält zwei Tests, zwei speziell beschichtete Ejakulatbecher und zwei Kondome). Mit dem Test können Sie unter anderem überprüfen, ob Ihre

Gesamtspermienzahl oberhalb oder unterhalb von 20 Milliliter liegt (natürliche Fertilitätsgrenze laut WHO-Standard), außerdem die Lebensfähigkeit und den Prozentsatz an unbeweglichen Spermien. Und so funktioniert der Test:

- Lassen Sie mindestens drei Tage lang die Finger vom Sex. Urinieren Sie, und waschen Sie Hände und Penis. Rubbeln Sie die feuchten Teile gründlich trocken.
- Masturbieren Sie nun entweder direkt in den Ejakulatbecher oder in eines der Kondome, die dem Test beigelegt sind, oder ejakulieren Sie beim Geschlechtsverkehr in eines der Kondome.
- Bringen Sie nun den Samen auf den Teststreifen auf, wie es in der Bedienungsanleitung steht. Geben Sie dann die Flüssigkeiten in das entsprechende Feld mit dem Sperma, und Sie werden eine Färbung des Feldes sehen, die Ihnen Aufschluss über Anzahl und Qualität Ihrer Spermien gibt.
- Wiederholen Sie den Test drei bis sieben Tage später, um eine größere Testsicherheit zu haben. Aber: Besser ist es, den Männerarzt, Urologen oder Andrologen aufzusuchen. Dort wird Ihr Ejakulat „fachmännisch“ bis ins kleinste Detail untersucht.

Welche Eigenschaften hat „gutes“ Sperma?

Zum einen sollten Spermien möglichst in Heerscharen auftreten (für den normalen Befruchtungsweg) und in ausreichender Zahl normal gebildet sein, das heißt einen wohlgeformten Kopf, einen stattlichen Schwanz usw. haben. Besonders wichtig ist aber die Beweglichkeit der Spermien. Sie sollten im Interesse Ihres genetischen Fortbestehens ein genaues Ziel vor Augen haben und dieses auch gnadenlos verfolgen. Mit faul im Saft herumliegenden, lahm kriechenden, sich im Kreis drehenden, geriatrisch zitternden und pendelnden Spermien bleiben Ihre Erbanlagen im doppelten Wortsinn auf der Strecke.

Wie sieht ein normales Spermaprofil aus?

Spermien kann man sich gut unter dem Mikroskop anschauen. Ein normales Bilderbuchspermium sollte einen ovalen Kopf von vier bis fünf Mikrometern Länge und 2,5 bis 3,5 Mikrometern Breite haben. Das Mittelstück sollte zylindrisch geformt, drei bis fünf Mikrometer lang und einen Mikrometer breit sein. Auch das Schwanzstück hat im Idealfall Zylinderform (45 bis 50 Mikrometer lang und 0,5 Mikrometer breit) und ein schmaleres Endstück von vier bis sechs Mikrometern Länge. In keinem dieser Segmente sollten Defekte sichtbar sein. Doppelköpfige oder doppelschwänzige Spermien können Sie gleich vergessen.

Kann man Spermiendefekte beheben?

Sind die Spermien knapp oder haben sie Defekte, kann das auf niedrige Testosteronwerte zurückzuführen sein. Lassen Sie beispielsweise vom Urologen Ihres Vertrauens mit einem Bluttest Ihren Hormonstatus bestimmen. Denn eine Zufuhr von speziellen Hormonen (auf Rezept) kann in manchen Fällen Abhilfe schaffen.

Welche Männer haben besonders viele und gute Spermien?

In manchen Kulturen wird die Manneskraft nicht an der Größe des Penis bemessen, sondern an der seiner Hoden. Wenn Sie weiterlesen, erfahren Sie den Grund: Männer mit größeren Hoden produzieren nämlich meist auch mehr Spermien und sind darum als gute Spermienlieferanten bekannt. Böse Zungen behaupten, sie neigen auch eher zu Seitensprüngen. Doch das möchte ich hier nicht vertiefen. Interessant erscheint es mir dagegen, noch diese wissenschaftliche Aussage zu erwähnen: Die Spermien von Landmännern sind offensichtlich hochwertiger als die von Städtern. Beweis: In London werden 70 Prozent der ambitionierten Samenspender abgelehnt (vermutlich aufgrund geringer brauchbarer Spermienzahlen), aber nur 40 Prozent der Männer aus ländlichen Gegenden.

Wird mein Sperma durch Enthaltsamkeit besser?

Ja und nein. Zwar steigt die Spermienzahl mit zunehmender Sexkarenz – mit jedem Tag der Enthaltsamkeit nimmt die Spermiendichte um zehn bis 15 Millionen pro Milliliter zu –, aber das kostbare Gut verfällt teilweise bereits nach zwei Tagen wieder und wird damit unbrauchbar.

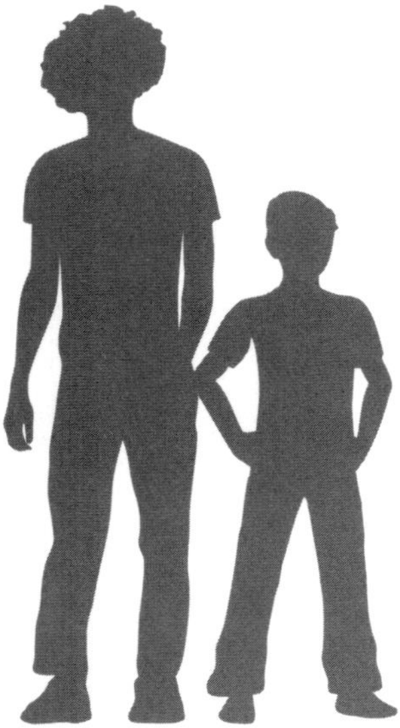

YES! **Fazit:** Paare mit Kinderwunsch sollten nicht länger als drei bis fünf Tage pausieren.

Kann man Spermiendefekte auch erben?

Wie der Vater, so der Sohn! In dem Fall ist was Wahres dran. Untersuchungen brachten nämlich ans Licht, dass Söhne von Vätern mit wenig Samenzellen häufig ebenfalls mit einem solchen Mangel ausgestattet sind.

Macht Kaffee die Spermien schneller?

In der Heimat des Kaffees ist man sich sicher, dass Kaffee die Spermien auf Trab bringt. Wissenschaftler der Universität São Paulo haben nämlich die Spermien von 750 Männern untersucht und sind zu dem Ergebnis gekommen, dass die Spermien derjenigen Männer, die mehr als drei Tassen Kaffee täglich trinken, erheblich beweglicher sind als die der Kaffeemuffel. Diese Ergebnisse konnten in Europa nicht wiederholt werden! Also, wir raten zu nicht mehr als einer Tasse pro Tag (um auf der sicheren Seite zu sein).

Gibt es Spermienkiller?

Oh ja, es gibt eine Menge Mittel, die die Spermienmenge und -qualität beeinträchtigen, insbesondere Medikamente gegen hohen Blutdruck, Herzrhythmusstörungen, Magengeschwüre und Darmerkrankungen sowie Antidepressiva und Beruhigungsmittel. Außerdem Medikamente gegen Blasenentzündungen und alle Antiepileptika sowie eine Reihe von Antibiotika, Blutfettsenkern, Gichtmitteln, Schmerzmitteln und Kortisonpräparaten sowie fast alle Hormone und hormonell aktiven Substanzen und Antikrebsmedikamente.

Stimmt es, dass Austern die Menge und Qualität der Spermien verbessern können?

Eine delikate Frage, die ich Ihnen gerne etwas ausführlicher beantworte: Ja, Austern können die Spermienmenge und -qualität positiv beeinflussen. Ausschlaggebend dafür ist ihr hoher Zinkgehalt. Und Zink brauchen Sie dringend! Pro Ejakulation verheizen Sie fünf Milligramm Zink. Mit einer einzigen Auster sichern Sie sich drei Ejakulationen, denn eine

Auster deckt den Tagesbedarf von 15 Milligramm Zink. Das Spurenelement schützt aber auch das Erbgut der Spermien vor den aggressiven Attacken der freien Radikale. Es setzt den Energieverbrauch der Spermien herab und ist wahrscheinlich dafür verantwortlich, dass sie ihre volle Kraft erst dann entfalten, wenn sie auf das zu befruchtende Ei stoßen. Ebenso gut können Sie aber auch mehr Käse, Vollkornbrot, Weizenkeime und Paranüsse essen – ebenfalls hervorragende Zinkquellen. Essen Sie aber auch oft Meeresfrüchte, Leber, mageres Rindfleisch und Getreide wegen ihres Selengehalts. Denn Selen ist Teil eines Enzyms, das junge Samenzellen bei ihrer Entwicklung vor Schäden durch Oxidation schützt. Das Enzym verhindert gleichzeitig, dass der Samen in der Mitte auseinander bricht und dann kein weibliches Ei mehr befruchten kann. Das fand ein deutsch-italienisches Forscherteam heraus. Eine britische Forschergruppe stellte dagegen in einer neuen Studie fest, dass Selenzufuhr zwar nicht die Spermienproduktion erhöht, dafür aber die Beweglichkeit der Samenzellen. Die Vitamine Beta-Karotin, C und E sind sogenannte Radikalefänger, die in der empfindlichen Entwicklungsphase der Spermien (knapp 400 Zellteilungen macht ein Spermium durch!) Fehler verhindern, bevor sie entstehen. Deshalb ist im Sperma achtmal mehr Vitamin C enthalten als im Blut. Essen Sie jeden Tag 200 Milligramm Vitamin C (entspricht drei Orangen)! Vitamin E wirkt zusammen mit Vitamin C gegen die Verklumpung der Spermien und steigert ihre Beweglichkeit. Verwenden Sie zum Kochen und Braten daher Pflanzenöle. Beta-Karotin (täglich 250 Gramm grünes und oranges Gemüse) ist eine Vorstufe von Vitamin A, das vermutlich die Reifung der Spermien in den Nebenhoden beeinflusst.

NEW! Aber auch das hilft, die Menge und Qualität der Spermien zu steigern:

• Halten Sie Ihre Hoden kühl. Vier bis sieben Grad unter Körpertemperatur sichern optimale Spermienproduktion.

• Haben Sie oft Sex! Dadurch wird Testosteron freigesetzt und die Spermienproduktion angekurbelt.

• Treiben Sie moderaten Sport, um ausreichend Testosteron freizusetzen, das die Spermien so dringend brauchen.

HOT Kann man den Geschmack von Sperma verändern?

Auch das hat man bereits untersucht, und die Antwort lautet: Sie können den Geschmack Ihrer Spermien zum Guten wie zum Schlechten beeinflussen. Wenn sich Ihre Partnerin beim Oralsex über den Geschmack Ihres Spermas beschwert, kann das z. B. an diesen Geschmacksvermiesern liegen:

• Knoblauch – macht das Sperma säuerlich

• Alkohol – lässt es schal und abgestanden schmecken

• Aspirin – gibt dem Sperma eine bittere Note.

Gerne würde ich Ihnen nun auch ebenso viele Faktoren aufzählen, die den Geschmack des Spermas verbessern. Doch leider kennt man nur einen: Ananassaft. Trinken Männer (und ich habe gehört, bei Frauen wirkt es auch) ca. 1,5 Liter Ananassaft, soll das den Geschmack des Spermas versüßen, ihn lieblich und angenehm machen. Versuchen Sie's. Ihre Partnerin wird es Ihnen möglicherweise durch häufigere Fellatio danken.

Kann man auf Sperma allergisch reagieren?

Möglich. Passiert natürlich hauptsächlich durch Oralsex. Da äußern sich Unverträglichkeiten z. B. in Asthmaanfällen, oder die Haut beginnt zu jucken und ist gerötet. Letzteres gibt sich meist von alleine wieder, wenn das Sperma mit lauwarmem Wasser entfernt wird. Einer leichten Form von asthmatischen Beschwerden kann man etwa vorbeugen, indem die Partnerin vor dem Oralsex etwas isst, damit sie das – leicht alkalische – Sperma besser verträgt. Wenn es sich aber um schwere Fälle von Spermaunverträglichkeit handelt, hilft wahrscheinlich nur eine Hyposensibilisierungstherapie.

Kann ich das Geschlecht des Kindes bei der Zeugung beeinflussen?

Hier mein Tipp: Wenn Sie einen Sohn zeugen möchten, nutzen Sie die Sonne! Wissenschaftler haben nämlich herausgefunden, dass in den warmen Monaten deutlich mehr Jungen gezeugt werden als in den kalten. Mögliche Erklärung: Die Chromosomen für die Zeugung von Mädchen (X-Chromosomen) sind hitzeempfindlicher, sodass die Y-Chromosomen im Vorteil sind und öfter zum Zuge kommen.

Kommen Männer mit guten Spermien bei Frauen besser an?

Wie heißt es noch gleich: Wer hat, dem wird gegeben! Spanische Wissenschaftler haben diese Weisheit durch Zahlen bekräftigt. Sie zeigten zwei Frauengruppen Fotos von Männern mit guten, mittelmäßigen und qualitativ schlechten Spermien. Die Aufgabe: Sie sollten die attraktivsten Kandidaten herausfischen. Ergebnis: Die attraktivsten Männer waren für die Damen die mit dem „guten“ Samen.

Können auch sterilisierte Männer ejakulieren?

Ja, und vielleicht sogar viel ungehemmter. Zwar können die Spermien aus den Hoden nicht mehr nach außen gelangen – ihnen wurde schließlich der Weg abgeschnitten –, aber die anderen Säfte, etwa Prostatasekret, Flüssigkeit aus den Samenblasen und den Cowperschen Drüsen, sind vorhanden und werden ejakuliert.

NEW! **Unterschied:** Darin sind keine Spermien enthalten, und die Ejakulatmenge ist um schätzungsweise zehn Prozent geringer als vorher.

Kann ich eine Sterilisation rückgängig machen?

Sie können sich erst sterilisieren lassen (dabei werden die Samenleiter durchtrennt und umgenäht), viel Spaß haben und sich dann „rückoperieren" lassen. Die zwei- bis vierstündige Operation ist bei Ausführung durch einen avisierten Fachmann in über 90 Prozent der Fälle erfolgreich (hier in Deutschland gibt es nur ca. zehn Operateure, die diese Technik exzellent beherrschen). Aber: Jeder Mann sollte sich gut überlegen, ob er diesen Schritt zur Sterilität tun möchte. Leichtfertigkeit im Umgang mit chirurgischen Eingriffen ist niemals ratsam. Wie erfolgreich die Rück-OP ist, hängt im Wesentlichen nicht von der Zeitspanne ab, die zwischen Sterilisation und Wiederherstellung der Zeugungsfähigkeit liegt. Bei einer 26-jährigen Partnerin beträgt die Schwangerschaftsrate noch über 70 Prozent, egal, ob die Sterilisation vor drei oder vor 15 Jahren durchgeführt wurde. Bleibt der Erfolg der Refertilisation aus, kann ein Kinderwunsch trotzdem erfüllt werden. Dazu werden die Spermien dann operativ aus Nebenhoden oder Hodengewebe entnommen, isoliert und in vitro mikroskopisch in die Eizelle der Partnerin injiziert (ICSI, intracytoplasmatische Spermieninjektion). Wer vor der Sterilisation gewiss sein möchte, kann den Nachwuchs auch auf Eis legen. Ein Spermakonto in einer Samenbank vor dem OP-Termin zur Sterilisation macht's möglich. Dabei wird der Samen bei minus 196 Grad eingefroren. Das Erbgut bleibt dann für fast unbegrenzte Zeit „taufrisch". Genetische Veränderungen oder Missbildungen sind gegenüber dem Durchschnitt nicht häufiger. Die Kosten für Untersuchung, Gewinnung und Einfrieren betragen ca. 400 Euro, später jährlich ca. 100 bis 250 Euro für die Lagerung. Aber macht es nicht mehr Spaß, eine Refertilisierungs-OP zu bekommen und jeden Zyklus zu versuchen, eine Schwangerschaft zu erzielen?

Kann einem der Samen ausgehen?

Nicht für immer, aber immer, wenn öfter. Will sagen: Auf immer können Spermien einem Mann nicht ausgehen. Doch wenn Männer sehr häufig hintereinander ejakulieren, kommen alsbald nur noch Tröpfchen. Manchmal dauert es dann sogar Tage, bevor sie wieder einen Teelöffel voll bekommen. Es gibt aber noch mehr Gründe, die die Samenproduktion blockieren können:

- Zunehmendes Alter
- Überlastung durch Leistungssport erhöht das Stresshormon Kortisol und senkt den Testosteronspiegel. Das kann die Spermienzahl in den Keller fallen lassen.
- Stress senkt ebenfalls den Testosteronspiegel.
- Alkohol: dreht den Spermien den Nahrungshahn ab. Er verringert die Testosteronausschüttung.
- Nikotin: behindert die Spermien im Reifungsprozess.

• Fettes Fleisch: senkt durch östrogenähnliche Eigenschaften auch die Spermienzahl.

• Täglich heiße Bäder über 43 Grad, Saunabesuche und warme Unterhosen können so manche Spermienpopulation dezimieren. Bereits ein Temperaturanstieg um ein Grad reicht aus, um die Spermienbildung zu behindern.

• Was sich wie ein Fluss auf einer Landkarte durch den Hodensack schlängelt, ist eine Krampfader (medizinisch: Varikozele), die den Hoden überhitzt. Das ist wie Sauna für die Spermien.

• Gleitmittel machen Samen unbeweglicher (Ausnahme: beispielsweise das Wundöl Granugenol).

Gut zu wissen!

YES! **Mit diesen Werten stehen Sie gut da:**

• Normale Ejakulatmenge: 2 – 6 Milliliter

• Spermienanteil am Ejakulat: 3 – 5 %

• Tagesproduktion: bis zu 100 Millionen Stück

• Mit den bis zu 600 Millionen Spermien pro Ausstoß ergießen sich neun Millionen Gigabytes an Daten, ausreichend, um die Harddiscs von 1,5 Millionen PCs zu füllen.

• Spermien pro Milliliter: 20 – 120 Millionen

• Mindestmenge für Befruchtung (nach WHO, eigentlich reicht ja eines zur Schwangerschaft aus): 10 – 20 Millionen pro Milliliter

• Minimum beweglicher Spermien: 50 – 60 %

• Kalorien pro Ejakulat: 5 kcal

• Ejakulationsgeschwindigkeit: ca. 17 km/h

• Der pH-Wert des Ejakulats entspricht mit 7,2 – 8,1 der Ihres Shampoos

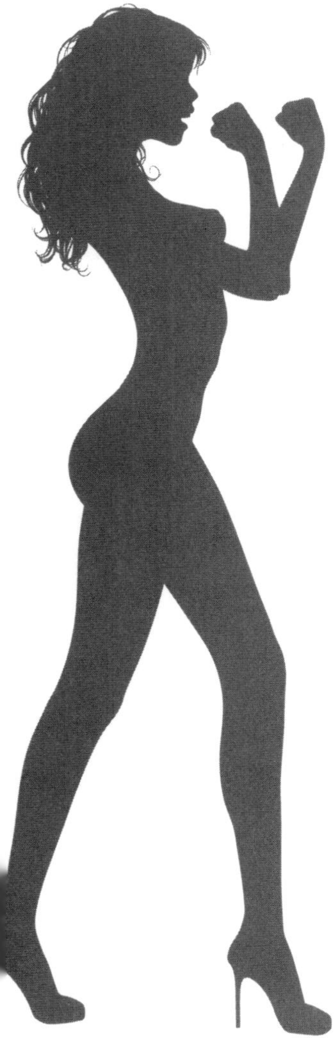

- Zeit bis zur Verflüssigung: 5 – 20 Minuten
- Spermienlänge: 0,06 Millimeter
- Schwanzschläge pro cm: etwa 800
- Reisegeschwindigkeit: 3 – 4 Millimeter pro Minute
- Reifungsdauer: etwa 74 Tage
- Lebenserwartung: etwa einen Monat
- Überlebensdauer in der Vagina: einige Stunden
- Im Gebärmutterhals: bis zu 7 Tagen
- Das beste Sperma kommt aus Finnland, wo 90 Prozent der Männer Spermien von höchster Qualität produzieren.
- Täglich haben von den sechs Milliarden Menschen der Erde 100 Millionen Sex. Bei einer durchschnittlichen Anzahl von 400 Millionen Spermien pro Ejakulat werden über 40 Milliarden Spermien auf die richtige Weise verwendet.

Mann & Sex

Wie viel Zeit verbringen Männer mit Sex?

Der Durchschnittseuropäer hat in seinem Leben (73 Jahre) etwa fünf Monate Sex. Und: Er verbringt ungefähr neun Monate auf der Toilette.

Wie schnell erreichen Männer eine Erektion?

Ach du herrliche Jugendzeit! Bei Männern unter 30 Jahren ist die Erektion in weniger als zehn Sekunden geschehen, bei älteren Männern dauert es etwas länger.

Wie viele Männer nehmen potenzsteigernde Mittel?

Man vermutet, dass in Deutschland jeder fünfte Mann schon mal potenzsteigernde Mittel ausprobiert hat. 20 Prozent der über 30-jährigen Männer benötigen diese (verwenden sie aber oft nicht).

Was sind Penisprothesen?

Damit sind Schwellkörperimplantate gemeint. Sie machen es möglich, die Sexualität problemlos zu erleben. Und der immense Fortschritt in der medikamentösen Behandlung von Erektionsstörungen hat zu einer deutlichen Verbreiterung des Therapiespektrums geführt. Die Schwellkörperimplantate werden operativ in den Penis eingesetzt und ermöglichen eine Versteifung des Gliedes. Solche Implantate kommen für Männer mit Erektionsstörungen in Betracht, bei denen alle anderen Therapieoptionen nicht zum Erfolg geführt haben. Es gibt verschiedene Modelle: Bei hydraulischen Implantaten wird mit einer Pumpe, die in den Hodensack eingesetzt ist, Flüssigkeit in einen künstlichen Schwellkörper gepumpt, bis der Penis steif ist. Auf diese Weise lässt sich ein natürlicher Erektionsablauf nachahmen. Dadurch kann ein erfülltes Sexualleben mit entsprechender Verbesserung der Lebensqualität erreicht werden. Denn wie wir alle wissen: Liebe hält jung!

Macht Pfefferminz den Oralsex besser?

Das ist reine Geschmackssache. Körperlich bewirkt das Pfefferminzöl, dass mehr Blut in die Eichel fließt. Auch prickelt es wohl ganz nett. Manche Männer lieben das und bitten ihre Partnerin darum, vor dem Oralsex ein Pfefferminzbonbon zu lutschen. Ob's tatsächlich eine bessere Fellatio besorgt? Vielleicht sagen Sie es mir?!

Gibt es einen Orgasmus ohne Ejakulation?

Absolut. Orgasmus und Ejakulation können unabhängig voneinander geschehen. Und zwar aus den verschiedensten Gründen. Ein ganz natürlicher ist entwicklungsbedingt: So können Jungen vor der Pubertät zwar schon einen Orgasmus erleben, aber nicht ejakulieren, weil ihre inneren Geschlechtsorgane noch nicht so weit entwickelt sind, dass sie Samenflüssigkeit produzieren können. Im Erwachsenenalter gibt es Männer, die ihre Orgasmusfähigkeit so trainiert haben, dass sie erst einen trockenen Orgasmus erleben können, die Erektion danach bestehen bleibt und sie später ejakulieren können (ja, multiple Orgasmen gibt es auch beim Mann!). „Trockene“ Orgasmen können aber auch vonstatten gehen, wenn der Mann kurz vorher bereits mehrere Ejakulationen hatte. Dann ist vorübergehend die Samenflüssigkeit knapp. Es können aber auch weniger schöne Gründe für einen Orgasmus ohne Samenerguss vorliegen: etwa durch Operationen der Prostata oder am Darm.

Haben auch Männer einen G-Punkt?

Lassen Sie es mich so sagen: Beim Mann gibt es neben dem Penis noch eine besonders erogene Zone. Es ist die Prostata, eine walnussgroße Drüse (Vorsteherdrüse), die sich an der vorderen Darmwand befindet und von hochfeinen Erektionsnerven umgeben ist. Manchen Männern beschert die Stimulation der Prostata – wenn die Drüse mit Zeige- oder Mittelfinger sanft nach unten gerichtet massiert wird – besonders intensive Orgasmen. Andere erleben sogar nur über die Massage der Prostata einen Orgasmus, ohne dass ihr Penis berührt wurde. Interessant auch: Durch die Prostatastimulation erfolgt die Ejakulation meist in einem leichten Strom statt mit rhythmischen Ausstößen. Einzige Hürde: Die Vorsteherdrüse kann nur über den After des Mannes erreicht werden. Und das ist nun einmal nicht jedermanns Sache.

Wann kommt die Pille für den Mann?

Sicher würden viele Männer eine solche Entwicklung begrüßen. Allein, sie haben in den kommenden Jahren nicht die besten Aussichten auf ein adäquates Mittel zur Verhütung. Die Forschungen und Diskussionen laufen ja seit langem, aber zur Zulassung als reines Verhütungsmittel für Männer gibt es noch kein Medikament. Gute Aussichten darauf haben aber Testosteronspritzen. Sie sind hierzulande nur zur Behandlung von männlichem Hormonmangel zugelassen, bewiesen aber auch schon Erfolg in Sachen Verhütung. Ihre Wirkung: Eine Zufuhr des Männlichkeitshormons von außen unterdrückt die Bildung von Testosteron und Samenzellen in den Hoden! An der Universität Münster verabreichte man Probanden unter Studienbedingungen alle sechs Wochen bis drei Monate eine Testosteronspritze (in der Regel in Kombination mit einem weiteren Hormon) und erreichte damit bei einigen Teilnehmern eine sichere Verhütung. Interessant: Asiatische Männer sprechen auf diese

Verhütungsmethode besser an als Europäer. Nachteile der Testosteronspritze waren zum einen Nebenwirkungen, wie etwa Akne. Außerdem ist ein Muskelzuwachs möglich, da Testosteron eine anabolisch wirkende Substanz ist. Auch brauchte das Testosteron bis zu sechs Monate, bis es verhütend wirksam wurde. Und nach dem Absetzen dauerte es ebenso lange, bis die Zeugungsfähigkeit wiederhergestellt war. Und: Männer müssen vor der Testosteronzufuhr auf die Gesundheit ihrer Prostata hin untersucht werden, da Testosteron einen bereits bestehenden Prostatakrebs gefährlicher machen kann. Doch die Aussichten auf ein völlig nebenwirkungsfreies Verhütungsmittel für Männer sind wohl eher schlecht. Aber bei der Pille für die Frau ist das ja auch nicht der Fall.

Können durch Analsex die Schließmuskeln ausleiern?

Über Analsex kursieren abenteuerliche Gerüchte. Unter anderem auch, dass dadurch die Schließmuskeln ausleiern oder diese so geschädigt werden, dass man für den Rest seines Lebens Windeln tragen muss. Was für ein Quatsch! Auf eine maßvolle und gesunde Weise praktiziert, kann Analsex die Schließmuskeln sogar stärken und für bessere Durchblutung sorgen.

Ist Sex im Freien gefährlich?

Wenn Sie es in Australien tun, ohne Zweifel. In diesen Breiten drohen Mücken und die Sonne, Ihr bestes Stück zu entstellen. Vor allem die Letztgenannte. Denn bei einer Erektion ist die Penishaut sehr dünn und sonnenempfindlich. UV-Licht (von Sonne oder Solarium) macht diese Hautpartie schrumpelig, stellenweise hart und mindert die Berührungsempfindlichkeit.

YES! **Fazit:** Danach schnell wieder eine Hose anziehen.

Was kann ich tun, wenn ich beim Überstreifen des Kondoms die Erektion verliere?

Da können Sie selbst Ihr bester Krisenmanager sein: Bleiben Sie locker, machen Sie sich vom Leistungsdruck frei, und zweifeln Sie schon mal gar nicht an Ihrer Männlichkeit. Auch eine ruhige, entspannte Atmosphäre während des sexuellen Akts kann helfen, den Leistungsdruck abzubauen.

Gibt es eine besonders empfehlenswerte Technik für die Selbstbefriedigung?

Eher nicht, denn was sich gut anfühlt, beurteilt jeder Mann nach seinen eigenen Vorlieben. Der „Klassiker" bei Männern ist das rhythmische Vor- und Zurückziehen der Vorhaut (oder, wenn die Vorhaut nicht mehr vorhanden ist, das Reiben der Eichel mit der Hand), sobald der Penis steif ist. Manche bevorzugen es, dabei Spucke, Öl oder Gleitmittel zu verwenden. Viele streicheln sich die Hoden oder die Brust mit der anderen Hand; manche führen auch einen Finger in den Anus ein, um so die Prostata zu stimulieren. Wer im Liegen kurz vor dem Samenerguss die Beine anhebt und dadurch die Beckenmuskulatur anspannt, kann einen besonders intensiven Orgasmus erleben. Ebenso durch Bewegungen des Penis in einem „Tunnel" aus den Händen, mit Einsatz von Gleitmitteln. Besonders gelenkige Männer schaffen es sogar, sich selbst oral zu befriedigen.

Wie verändert sich der Sex im Alter?

YES! In einem Satz könnte ich es so sagen:

Er wird intensiver und braucht etwas mehr Zeit.

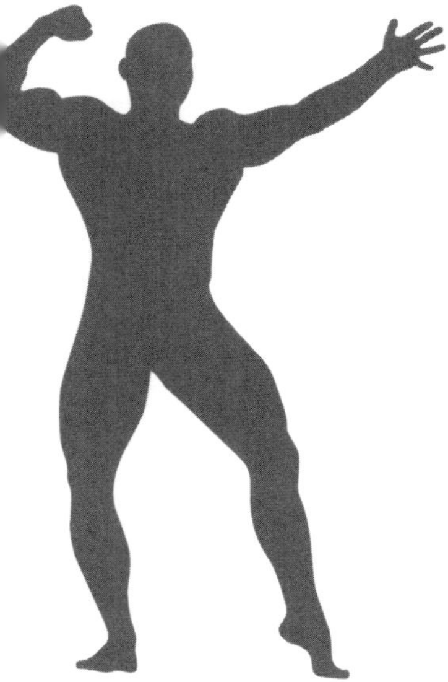

Aber im Einzelnen:

- Ein Mann braucht mit den Jahren eine längere und direktere Stimulation, um zu einer ausgeprägten Erektion zu kommen.
- Die Art, wie die Erregung verläuft, verändert sich mit zunehmendem Lebensalter: Die Erregung wird langsam immer intensiver und bleibt für längere Zeit auf einem gleichbleibend hohen Niveau bestehen. Von diesem aus kommt es dann nochmals zu einem kleinen Kick, wenn es zum Orgasmus kommt. Die Erregung selbst wird also satter, voller, intensiver. Der Preis für den Lustgewinn ist allerdings, dass das Beschleunigungsvermögen sinkt.
- Die Zeit bis zum Orgasmus verlängert sich. Gut: Dies ist meist mit einem Lustgewinn für die Partnerin verbunden.
- Nach einem Orgasmus braucht man im Alter auch eine längere Erholungszeit als in jüngeren Jahren.

Wenn durch die körperlichen Veränderungen Probleme im Bett auftauchen, kann dies immer auch Ausdruck der eigenen Haltung gegenüber der Sexualität sein. Wer Sexualität aufgrund seiner Erziehung oder schlechter Erfahrungen ablehnt, wird vielleicht die Gelegenheit ergreifen, mit dem Älterwerden damit aufzuhören. Und wer in jungen Jahren gerne und häufig Sex hatte, hat auch im Alter weniger Probleme damit. Warum? Wem Sex einfach Spaß macht, der wird eine kleine Schwäche auch spielerisch in eine Stärke umwandeln.

Sexualstörungen

Muss ein Mann immer können?

Vergessen Sie alles Anspruchsdenken: Mann kann nicht immer, und Mann muss auch nicht immer können. Auch Männer machen Phasen durch, in denen sie keinen sexuellen Appetit haben. Und das ist vollkommen in Ordnung. Schämen Sie sich deswegen nicht, und entwickeln Sie Ihrer Partnerin gegenüber keine Schuldgefühle.

Was ist die häufigste sexuelle Störung beim Mann?

Der vorzeitige Samenerguss (Ejaculatio praecox) ist neben Erektionsstörungen die häufigste Sexualstörung bei Männern. Rund ein Drittel der Männer, vor allem in der Altersgruppe zwischen 16 und 35 Jahren, hat damit regelmäßig Probleme. Nach medizinischer Definition liegt dann eine Ejaculatio praecox vor, wenn der Mann nicht in der Lage ist, seine Ejakulation so weit zu kontrollieren, dass der Geschlechtsverkehr für beide Partner befriedigend ist. Und zwar nicht ab und zu, sondern regelmäßig, über einen Zeitraum von sechs Monaten. Schlimmstenfalls hat er bereits einen Orgasmus, bevor sein Penis überhaupt in die Vagina eindringen kann.

Wann kommt man zu früh?

Das bestimmt im Prinzip der Leidensdruck des Paares. Für manche Paare sind zwei Minuten Sex pro Akt normal, für andere 20 Minuten. Ganz interessant in diesem Zusammenhang ist vielleicht eine Studie, die ich aufgelegt habe: An der Urologischen Klinik der Universität Köln (dort habe ich über zehn Jahre Patienten betreut und viele Forschungsprojekte durchgeführt) wurden sexuell zufriedene Freiwillige im Alter von 25 bis 40 Jahren befragt, wie lange sie ungefähr nach Beginn des Sexualaktes brauchen, um zum Höhepunkt zu kommen. Die Männer gingen von etwa 20 bis 30 Minuten aus, ihre Partnerinnen schätzten die Zeit auf sechs bis zwölf Minuten. Dann wurde die Zeit gestoppt. Und siehe da, der Geschlechtsverkehr dauerte kaum länger als drei Minuten. Dann machten die Ärzte den gleichen Versuch mit Männern, die unter Ejaculatio praecox litten. Ergebnis: Sie brauchten im Durchschnitt nur 29 Sekunden weniger als die sexuell zufriedenen.

NEW! Was kann ich gegen vorzeitige Ejakulation tun?

Machen Sie nicht den Fehler und versuchen etwa, Rechenaufgaben im Kopf zu lösen, um länger durchzuhalten. Das spürt zum einen Ihre Partnerin, und Ihre Erektion leidet meist auch darunter. Auch die Betäubung der Eichel macht wenig Sinn. Und wenn Sie es tun, müssen Sie ein Kondom verwenden. Sonst ist die Scheide der Frau nämlich gleich mitbetäubt! Besser: Der Ursache des Problems auf den Grund gehen. Am besten, indem Sie sich zunächst auf mögliche körperliche Störungen hin untersuchen lassen oder – wenn diese ausscheiden – das Problem mit einem Fachmann oder einer Fachfrau (Sexualtherapeut/in) besprechen. Denn nicht selten sind auch psychische Probleme, wie Ängste, Stress und Nervosität, die Ursache für die vorzeitige Ejakulation. Wer stark unter dem Problem leidet und umgehende Hilfe benötigt, dem stehen Medikamente zur Verfügung, die die Phase bis zum Orgasmus verlängern. Sie gehören zu den Antidepressiva und sind natürlich auf Dauer keine Lösung, weil sie als Nebenwirkung auch oft die Lust auf Sex mindern. Heißt, man tauscht ein Problem gegen ein anderes. Wer will das schon? Kurzfristig eingesetzt, können diese Medikamente aber sehr effektiv sein. Vor allem, weil Männer damit erleben können, wie es ist, länger durchzuhalten. Oft hilft das schon weiter. Als langfristig wirksame Hilfe lege ich allen Betroffenen noch einmal das Beckenbodentraining nach VigorRobic® ans Herz. Es kann auch bei dieser Problematik Besserung bringen.

Welche organischen Störungen können sich hinter einem vorzeitigen Samenerguss verbergen?

Beispielsweise eine Überfunktion der Schilddrüse. Sollte das Problem damit lokalisiert sein, sind die Aussichten, die sexuelle Störung loszuwerden, mit einer Schilddrüsentherapie sehr gut.

Kann man sich wirklich den Penis brechen?

Keine Knochen und doch gebrochen! Meine Herren, das ist die schmerzliche Wahrheit. Doch, wie kann's geschehen? Natürlich in erster Linie beim Sex! Eine plötzliche Bewegung oder ein schnelles Biegen des Penis während einer Erektion reichen, um die dichte Faserhülle, die das Schwellkörpergewebe umgibt, zu brechen. Autsch! Wenn's passiert ist, gibt's nur eines: sofort ins Krankenhaus. Ansonsten drohen sexuelle Dysfunktionen.

Gibt es Dauererektionen? Was ist dann zu tun?

Dauererektion, das klingt vielversprechend, ist in Wahrheit aber eine mittlere Katastrophe und ein Fall für die Notaufnahme im nächsten Krankenhaus. Denn: Wird eine Dauererektion (med.: Priapismus) über vier Stunden nicht behandelt, drohen langfristige Erektionsstörungen. Muss alles nicht sein, wenn Sie das Problem rechtzeitig erkennen und behandeln lassen. Eine Dauererektion zu erkennen, fällt nicht schwer. Es handelt sich hierbei um eine meist schmerzhafte Erektion, die über zwei bis vier Stunden geht und der keine sexuelle Stimulation zugrunde liegt. Dabei kann sich die Eichel bläulich verfärben und ist meist weich. Und wie kommt es zu einer Dauererektion? Beispielsweise durch eine Überdosis gefäßerweiternder Substanzen, wie durch eine Injektion in die Schwellkörper zur Behandlung von Potenzstörungen. Aber auch in den Anfangsstadien von Leukämie und multipler Sklerose kann es zu einer Dauererektion kommen, ebenso bei Prostatavergrößerung und bei Venendefekten.

Wann spricht man von erektiler Dysfunktion?

Von erektiler Dysfunktion, im Volksmund auch Impotenz, spricht man erst, wenn über 50 Prozent der Erektionsversuche über einen Zeitraum von mindestens drei Monaten zu einer unbefriedigenden Erektion geführt haben.

Wie häufig sind Erektionsstörungen?

Erektile Dysfunktion ist eine sehr häufige, wenn nicht überhaupt die häufigste Erkrankung der Männer ab 40 Jahren. Etwa fünf bis zwölf Millionen deutsche Männer haben Erektionsprobleme.

Woran erkennt man Erektionsstörungen?

NEW! **Sie können Erektionsstörungen an diesen Merkmalen erkennen:**

- Der Penis wird nicht steif genug, um in die Vagina eingeführt zu werden.
- Die Erektion lässt vor oder unmittelbar nach dem Einführen nach und erholt sich auch nach einigen Minuten nicht wieder.
- Spontane Erektionen, insbesondere morgendliche, fehlen oder sind nur sehr selten.

• Auch optische und akustische Reize sowie Berührungen können den Penis nicht begeistern.

Wann sind Potenzstörungen psychisch und wann organisch bedingt?

Wenn Männer mit der allmorgendlichen Erektion aufwachen und der Penis beim Onanieren richtig steif wird, sind es oftmals psychische Faktoren wie Stress, Versagensängste oder Partnerschaftsprobleme, die den gemeinsamen Beischlaf blockieren. Dann sollte eine ärztliche Abklärung der Ursache erfolgen. Bei nichtorganischen Problemen kann eine Sexualtherapie helfen, das Problem zu lösen. Denn: Schon über das Tabuthema zu reden ist der erste Schritt zur Besserung. Meistens verbirgt sich hinter Potenzstörungen aber auch eine organische Ursache, etwa Bluthochdruck oder Veränderungen der Gefäßwände. Grundsätzlich kann ich aus meiner Erfahrung nur jedem Patienten empfehlen, sich auf organische Erkrankungen untersuchen zu lassen. Denn je früher man eine solche Erkrankung behandelt, umso besser. Und lassen Sie Ihre Penisgefäße mittels der Doppler-Duplex-Sonographie bei einem Spezialisten, der mindestens 300 solcher Untersuchungen im Jahr durchführt, checken!

Welches sind die häufigsten organischen Störungen, die Potenzstörungen verursachen?

Im Grunde alle, die mit atherosklerotischen Veränderungen der Gefäße verbunden sind, also mit Gefäßwandveränderungen durch Fetteinlagerungen oder Verkalkungen, das heißt eindeutig mit Herz-Kreislauf-Erkrankungen. Diese Gefäßveränderungen finden nämlich mehr oder weniger überall im Körper statt. Und wenn die Gefäßwandzellen ihre physiologische normale

Funktion nicht mehr erfüllen können, kann sich dies als erektile Dysfunktion am Penis bemerkbar machen oder auch als koronare Erkrankung am Herzen. Daher immer bei Erektionsstörungen die Penisgefäße mittels Doppler-Duplex-Sonographie untersuchen lassen!

HOT Gefährdet Blutzucker das Sexualleben?

Diabetes mellitus – die Zuckerkrankheit– kann die kleinen und großen Blutgefäße im Körper schädigen. Bei zwölf Prozent der Männer ist eine Erektionsstörung sogar das erste auftretende Symptom von Diabetes, so das Ergebnis einer großen Männerstudie (Massachusetts Male Aging Study, 1994).

Wie kann ich der Zuckerkrankheit vorbeugen?

Durch weniger fettes Essen gepaart mit regelmäßigem Ausdauersport, wie Joggen, Walken oder Schwimmen. Am besten wirkt die Bewegung, wenn sie täglich über 30 Minuten ausgeübt wird. Wirkt sich übrigens auch sehr günstig auf Bluthochdruck und erhöhte Cholesterinwerte aus.

Bergen Potenzstörungen ein erhöhtes Risiko, einen Herzinfarkt oder Schlaganfall zu erleiden?

Mit dieser Frage befassten sich im Jahr 2004 meine Arbeitsgruppe und im Jahr 2005 ein österreichisches Forscherteam unter der Leitung von Dr. Anton Ponholzer, Urologe am Wiener Donauhospital. Untersucht wurden 2.561 Männer zwischen 20 und 80 Jahren. Das Ergebnis: Männer mit mittleren und schweren Potenzstörungen haben ein deutlich höheres Risiko, in den nächsten zehn Jahren eine Herzerkrankung zu entwickeln oder einen Schlaganfall zu erleiden. An unseren „eigenen Männern" haben wir festgestellt: Der Penis ist die Antenne des Herzens. Also ein Spiegelbild sowohl des gesamten Gefäßstatus im Körper als auch der sexuellen Freude.

Wie erfahre ich, ob meine Gefäßwände gesund sind?

Mit Ultraschall kann man beginnende Gefäßwandveränderungen, wie lokale Anhäufungen von Cholesterin und Fett sowie Entzündungsstellen, ziemlich genau erkennen. Dazu werden die Gefäße des Penis unter medikamentöser Stimulation mittels Doppler-Duplex-Sonographie gemessen. Das ist das sensibelste und aussagefähigste Verfahren beim Mann.

Kann man darauf hoffen, dass durch die Behandlung der Potenzstörung auch die Risikofaktoren für andere Krankheiten verringert werden?

Natürlich wird der untersuchende Arzt nach den Risikofaktoren fahnden, sie benennen und dann eine entsprechende Behandlung initiieren. Nicht selten kommen Patienten mit Potenzstörungen in die Praxis, um dann zu erfahren, dass sie einen Bluthochdruck und ein sehr hohes Cholesterin haben und dass die Gefäße im Körper, unter anderem Herz- und Halsgefäße, bereits atherosklerotisch verändert sind. Dann ist eine entsprechende Therapie (oft auch Lifestyleänderung: Ernährung und körperliche Bewegung) schon aus Gründen des längeren und gesünderen Lebens notwendig.

NEW! Welche Therapien helfen, das Risiko eines Schlaganfalls zu mindern?

An erster Stelle steht hier die Senkung des erhöhten Blutdrucks. Natürlich müssten dann auch die anderen Risikofaktoren berücksichtigt werden: Gewichtsabnahme, mehr Bewegung, cholesterinarme Ernährung und korrekte Einstellung des Blutzuckers. Niemals sollte man vergessen, dass Rauchen zur Impotenz, zum Herzinfarkt und zum Schlaganfall führen kann.

Was kann ich tun, um einem Schlaganfall oder einem Herzinfarkt vorzubeugen?

Der Patient kann am meisten – mehr als der Arzt – dazu beitragen, dass er keinen Schlaganfall und keinen Herzinfarkt bekommt. Er darf nicht rauchen, muss einen Bodymass-Index unter 25 haben bzw. einen Bauchumfang von weniger als 102 cm (am besten weniger als 94 cm!) und muss seinen Blutdruck, seine Blutfette und seinen Blutzucker durch eine entsprechende Diät optimal halten. Zusätzlich kann er durch die regelmäßige Einnahme verordneter Medikamente dazu beitragen, sein Risiko zu mindern.

HOT Kann Sex auch gefährlich für das Herz sein?

Die Angst vor dem Liebestod spukt in den Köpfen vieler älterer Menschen. Tatsächlich kommt es dazu aber höchst selten. Umso unwahrscheinlicher, wenn der Arzt eine „Sexgenehmigung" erteilt hat. Anders verhält es sich, wenn ein Herzpatient auf ungewohnt aufregende Weise zum Sex stimuliert wird, wie etwa mit einer Prostituierten. Hat er zuvor womöglich noch üppig gespeist und dem Alkohol zugesprochen, ist ein Liebestod eher zu befürchten, weil zu viele Belastungen den Kreislauf zum Kapitulieren bringen. Zudem will sich der Mann in dieser Situation besonders anstrengen und neigt dazu, seine Kräfte zu überschätzen. Wie Untersuchungen zeigen, geschehen fünf von 1.000 tödlichen Herzinfarkten während des Geschlechtsverkehrs und die meisten davon unter den genannten Umständen.

Droht bei Prostatakrebs Impotenz?

Wird der Prostatakrebs früh genug entdeckt, können die Erektionsnerven mit einer hierzulande erst seit kurzem routinemäßig durchgeführten OP-Technik erhalten werden, obgleich die Prostata entfernt wurde. In fortgeschrittenen Stadien der Erkrankung – wenn der Krebs bereits über die Organkapsel hinausgewachsen ist – muss die Prostata mitsamt den Potenznerven, die ihr eng anliegen, entfernt werden. Pro Jahr erkranken laut einer Schätzung des Berliner Robert-Koch-Instituts bis zu 40.650 deutsche Männer an Prostatakrebs, Tendenz steigend! Lassen Sie die Prostata, die Quelle Ihrer Potenz, spätestens ab 45 einmal jährlich checken. Dazu stehen dem Urologen der Tastbefund per Finger, eine Untersuchung mit Ultraschall und die Bestimmung des PSA-Werts (prostataspezifisches Antigen) im Blut zur Verfügung. Bei begründetem Verdacht wird auch eine Gewebeprobe analysiert.

HOT Schützt häufiges Ejakulieren vor Prostatakrebs?

Die Prostata lagert Kalium, Zink und Zitronensäure in 600-facher Konzentration ein, um für eine weitere Spermaproduktion gerüstet zu sein. Wird mangels Verbrauchs kein neues Sperma gebildet, bleibt die Prostata auf diesen Stoffen sitzen, die in diesen Mengen Prostatakrebs begünstigen können. Das berichtete das Journal of Urology. Für Männer zwischen 20 und 30 Jahren bedeutet dies fünfmal Sex pro Woche, um das Krebsrisiko um 30 Prozent zu senken. Aber diese Ergebnisse sind noch nicht in weiteren Studien bestätigt worden. Bitte keine Panik, wenn man nicht täglich ejakuliert!

Woran erkennt man Peniskrebs?

Erstes sichtbares Zeichen von Peniskrebs ist meist ein roter Fleck an Penisspitze oder Vorhaut, der größer und geschwürig wird. Später können Schmerzen, Ausfluss und Blutungen auftreten. In Europa ist Peniskrebs mit nur zwei Prozent aller Krebserkrankungen sehr selten, kommt aber vor. Meist haben sich über viele Jahre Schmutz und Smegma unter der Vorhaut angesammelt und waren eine Brutstätte für krebsverursachende Viren.

NEW! Wie kann ich Peniskrebs vorbeugen?

Wenn Sie täglich Vorhaut und Eichel reinigen, reicht das meistens aus, um das Risiko auf null zu senken. Wenn Sie einen roten Fleck entdecken, warten Sie nicht, bis er größer wird, sondern gehen Sie sofort zum Arzt. Eine kleine Operation mit (oft erst im fortgeschrittenen Stadium) nachfolgender Strahlentherapie oder eine Laserbehandlung lässt sich selten umgehen. Bei rechtzeitiger Behandlung werden 80 bis 90 Prozent aller Männer mit Peniskrebs auf Dauer geheilt. Und in vielen Fällen bleibt Sex auch nach einer Operation möglich.

Wie hoch ist mein Risiko, an Hodenkrebs zu erkranken?

Hodenkrebs ist die gefährlichste Hodenerkrankung und stellt bei Männern zwischen 25 und 34 Jahren die häufigste Krebsart dar. Unbehandelt führt Hodenkrebs nach etwa ein bis zwei Jahren zum Tod. Wird der Krebs dagegen rechtzeitig entdeckt, ist er in 97 Prozent aller Fälle heilbar. Übrigens: Der Verlust eines Hodens kann durch eine Silikonprothese ausgeglichen werden. Ein gesunder Hoden reicht für die Samen- und Hormonproduktion.

• Ihr Risiko, an Hodenkrebs zu erkranken, kann sich durch einen Hodenhochstand, der bis nach dem zweiten Lebensjahr anhielt, um das Zwei- bis Vierfache erhöhen. Auch nach einer Beseitigung des Hodenhochstandes besteht ein bis zu 30 Prozent erhöhtes Risiko für Hodenkrebs.

• Ihr Risiko, an Hodenkrebs zu erkranken, ist etwa um das Zehnfache höher, wenn jemand in Ihrer Familie an Hodenkrebs leidet oder litt, z. B. Ihr Bruder.

• Einen überraschenden Risikofaktor für Hodenkrebs brachte jüngst eine kanadische Studie an die Öffentlichkeit: Ein hohes Maß an körperlicher Belastung erhöht demnach bei Jungen und jungen Männern das Hodenkrebsrisiko um 70 bis 85 Prozent. Grund könnte eine durch Sport verursachte Verspätung der Pubertät sein.

• Männer, die im Bergbau sowie in der Papier-, Leder- oder Druckindustrie arbeiten, haben ein zwei- bis vierfach erhöhtes Risiko, an Hodenkrebs zu erkranken. Das ergab eine Studie von Bremer Forschern, die 269 Patienten mit Hodentumoren und 779 Kontrollmänner untersuchten.

Machen Krampfadern unfruchtbar?

Lange glaubte man, das in den Krampfadern im Hodensack (Varikozelen) gestaute Blut erhöhe die Temperatur im Hoden auf ein Maß, das die Spermien schädige und die Fruchtbarkeit erheblich senke. Darum wurden vielen Männern die Krampfadern operativ entfernt. Mittlerweile wissen Forscher aber mehr: Sie unterzogen die entsprechende wissenschaftliche Literatur einer eingehenden Analyse und stellten fest, dass der Nutzen einer Operation nicht belegt werden konnte (bezüglich der Schwangerschaftsrate der Partnerinnen!). Was sich häufig veränderte, war die Anzahl der Spermien (es wurden mehr). Manchmal waren die Spermien nach der Operation auch besser geformt und beweglicher.

Was ist eigentlich ein eingegrabener Penis?

Im Englischen heißt er „buried penis“, und tatsächlich zieht sich ein eingegrabener Penis besonders weit unter die Vorhaut zurück. Oft kann er nur mit Mühe hervorgeholt werden. Leider ist diese Veranlagung auch nicht ganz ungefährlich. Sie kann nämlich unter anderem die Entstehung von Vorhautverengung, häufigen Eichelentzündungen sowie einen starken Harndrang bedingen. Dabei ist die operative Therapie häufig unproblematisch.

Was ist eigentlich Gynäkomastie?

Mediziner-Fachjargon, der das Anschwellen der Brustdrüsen bei Jungen in der Pubertät meint. Sieht man aber besonders bei Übergewichtigen schon mal öfter (hier heißt es dann Pseudogynäkomastie). Woran es liegt? Bei Jungen in der Pubertät kann es an den Östrogenen, die alle Männer zu einem kleinen Teil haben, liegen. Ist aber eine völlig normale Erscheinung in der Entwicklung – doch viele Jugendliche machen sich deshalb Sorgen, zumal die kleinen Brüste schmerzen oder als peinlich empfunden werden. Meist verschwinden die „Pubertätsbrüste“ aber nach etwa zwei Jahren von alleine wieder. Beim Erwachsenen (oft Pseudogynäkomastie): Macht es dem Mann zu schaffen, kann eine Behandlung mit Medikamenten oder die plastische Chirurgie vom Leidensdruck befreien. Außerdem ist es wichtig, eventuell bestehendes Übergewicht abzubauen. Denn das Fett lagert sich nicht nur gern im männlichen Busen ab, sondern im Wabbelgewebe selbst bilden sich vermehrt Östrogene.

Kommen Männer auch in die Wechseljahre?

Ja, aber dieser Wandel vollzieht sich nicht so rasch und offensichtlich wie bei der Frau. Liegt daran, dass das Männlichkeitshormon Testosteron über

Jahrzehnte abnimmt, sodass die „Andropause“ eher unmerklich vonstatten geht. Abnehmende Leistungsfähigkeit oder sexuelle Unlust machen sich daher auch bei vielen Männern um die 50 bemerkbar. Trost: Man(n) kann Testosteron von außen zufügen, und nach einer gewissen Zeit fühlt sich Mann wieder fitter, besser und gesünder!

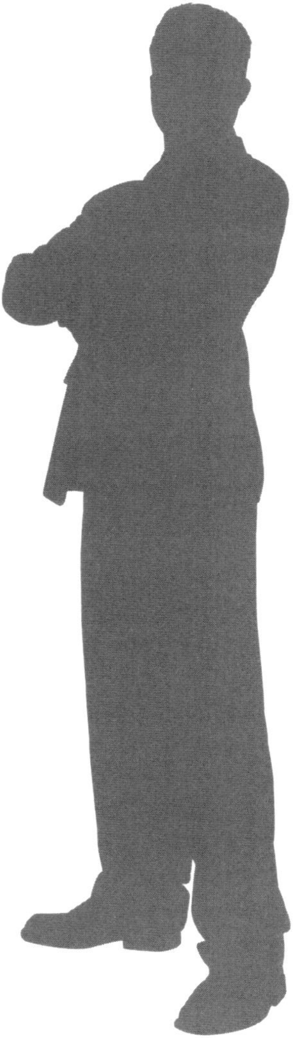

Können Männer auch Brustkrebs bekommen?

Ja! Auch richtige Kerle müssen ihre Brust untersuchen! Die wichtigste Krankheit, die bei einer meist einseitigen Gynäkomastie ausgeschlossen werden sollte, ist ein Tumor. Auch wenn nur ca. ein Prozent aller Brusttumoren auf Männer entfallen, ist Vorsicht geboten – die Zahlen steigen hier in Deutschland jedes Jahr an! Immer mehr Männer sind von einem Brusttumor befallen. Es stehen verschiedene Diagnoseverfahren wie körperliche Untersuchung, Ultraschall und Blutuntersuchungen zur Auswahl, bis hin zur Gewebeentnahme mit einer feinen dünnen Nadel. Das tut nicht weh! Am Ergebnis der feingeweblichen Untersuchung orientiert sich dann die weitere Therapie.

HOT Potenzhilfen

Welche Hilfen gibt es bei erektiler Dysfunktion?

Mit Pillen, Spritzen, Pumpen oder Operationen steht ein vielfältiges Arsenal zur Verbesserung des Stehvermögens zur Verfügung. Jedem Betroffenen kann geholfen werden (!), allein über 70 Prozent davon mit potenzfördernden Mitteln, wie den PDE-5-Hemmern Levitra®, Viagra® oder Cialis®.

Wie funktionieren medikamentöse Potenzhilfen im Körper?

Levitra® (Wirkstoff Vardenafil), Viagra® (Wirkstoff Sildenafil) und Cialis® (Wirkstoff Tadalafil) sind PDE-5-Hemmer. Wie der Name schon sagt, hemmen sie im Körper das Enzym PDE-5 und bremsen damit den Abbau des Botenstoffs cGMP. Dieser Botenstoff sorgt im Körper für die Gefäßerweiterung, also auch in den Penispartien. Wird der Abbau von cGMP gebremst, steigt folglich seine Konzentration an. Dadurch entspannen sich die Blutgefäße im Penis, das Blut kann einströmen und eine Erektion bewirken.

Wirken potenzsteigernde Mittel aphrodisierend?

Nein. Denn erst durch die sexuellen Reize, wie z.B. Sexfantasien oder einen Kuss, wird der Botenstoff cGMP im Körper produziert. Die PDE-5-Hemmer sorgen dann nur dafür, dass der Botenstoff nicht mehr abgebaut wird und so in seiner Konzentration ansteigt. Deshalb wirken die genannten Potenzhilfen nur dann, wenn ein Mann sexuell erregt ist. Die Medikamente führen auch nicht zwangsläufig zu einer Erektion, sondern wirken nur dann, wenn auch Lust im Kopf entsteht.

Sind alle Sexpillen gleich gut verträglich?

Es gibt sowohl Unterschiede in der Verträglichkeit als auch in der Wirkung. Wenn man von Erektionsstörungen betroffen ist, ist es ratsam, alle drei Präparate mit seiner Partnerin oder seinem Partner auszuprobieren. Aber Vorsicht: Diese Pillen immer verschreiben lassen und am besten mit dem Rezept zur Apotheke gehen! Ich hatte Männer in meiner Sprechstunde, die sich die Medikamente „illegal“ aus dem Internet bestellt hatten. Bei einigen kam es zu immensen Nebenwirkungen (!), weil in diesen Pillen nicht das drin war, was angegeben war!

Ein Kollege von mir aus den USA hat sich einmal alle im Internet erhältlichen Potenzpillen bestellt und diese dann im Labor untersuchen lassen. Nur 26 Prozent der Pillen enthielten das, was auf der Packung stand. Viele waren auch nur unnütze Scheinmedikamente! Viel Geld wurde hier bezahlt für billigen Zucker! Den kann man im Supermarkt preiswerter haben.

Wie unterscheiden sich Levitra® & Co.?

Die drei Medikamente Levitra®, Viagra® und Cialis® unterscheiden sich unter anderem in der Wirkdauer. Hier ein Überblick über das Leistungsprofil der drei Wirkstoffe:

- **Vardenafil (Levitra®)**

Wirkungseintritt und -dauer: Die Wirkung von Levitra® setzt nach etwa 20 bis 45 Minuten ein (in Ausnahmefällen auch etwas später), bei einem Drittel der Männer bereits nach 15 Minuten. Bei der Mehrzahl der Patienten hält sie acht bis zwölf Stunden an.

Wirkungsweise: Macht, wie schon gesagt, keine Lust auf Sex, sondern unterstützt lediglich die Körpermechanik bei sexueller Erregung. Ist es zu einem Höhepunkt gekommen und die Lust befriedigt, vergeht die Erektion ganz normal. Es ist aber leicht, innerhalb der Wirkzeit von acht bis zwölf Stunden zu weiteren Erektionen zu kommen, vorausgesetzt, der Kopf signalisiert weitere Lust.

Einnahmeempfehlung: Am besten ist es, Sie nehmen zwei Stunden vor Tabletteneinnahme keine stark fetthaltigen Mahlzeiten zu sich. Alkohol hat keinen Einfluss auf die Wirkung.

Fazit: Im Langzeitgebrauch schneidet Vardenafil sehr gut ab.

Dies belegte auch eine Studie mit 500 Männern, die unter Erektionsproblemen litten.

Auch nach zweijähriger Anwendung erreichten die Männer in 80 bis 90 Prozent der Versuche eine ausreichende Erektion, um mit ihrer Partnerin zu schlafen. Es ist also nicht mit einer Abnahme der Wirkung zu rechnen. Die Tabletten gibt es in Dosierungen von 5 mg bis 20 mg.

- **Sildenafil (Viagra®)**

Wirkungseintritt und -dauer: Schwankt individuell, doch im Durchschnitt setzt die Wirkung 25 bis 70 Minuten nach der Einnahme ein und ist nach einer Stunde am stärksten.

Einnahmeempfehlung: Die Tablette wird 60 Minuten vor dem geplanten Sexualakt eingenommen, am besten ein bis zwei Stunden nach einer Mahlzeit, damit die Wirkung nicht beeinträchtigt wird. Sildenafil gibt es in drei Stärken (mit 25 mg, 50 mg und 100 mg Wirkstoff).

Fazit: Ist das bekannteste Potenzmedikament. Aber nicht immer das beste für den Mann bzw. für das Paar.

• Tadalafil (Cialis®)

Wirkungseintritt und -dauer: Cialis® wirkt anhaltend. Die frühestmögliche Wirkung stellt sich in der Regel erst in einer bis vier Stunden nach der Tabletteneinnahme ein. Die Wirkung ist mindestens 36 Stunden zu spüren, bei vielen Männern sogar 48 Stunden.

Einnahmeempfehlung: Die Wirkweise wird nicht durch eine vorangegangene Mahlzeit beeinflusst. Mann muss das Medikament ja auch lange vor dem geplanten Geschlechtsverkehr einnehmen. Am besten mittags, um abends seinen Mann zu stehen. Oder abends, um am nächsten Morgen zu beeindrucken.

YES! **Fazit:** Cialis® wird als „Wochenendpille" bezeichnet, weil die lang anhaltende Wirkung den Männern erlaubt, bei nur einer einmaligen Tabletteneinnahme über ein ganzes Wochenende hinweg sexuell aktiv zu sein.

Ist die Einnahme von potenzsteigernden Mitteln wie Levitra®, Viagra® und Cialis® ein- bis zweimal pro Woche schädlich?

Nein, eine Studie aus meinem Institut, dem Institut für Männergesundheit (Universitätsklinikum Hamburg-Eppendorf), konnte sogar zeigen, dass eine regelmäßige Einnahme dieser Mittel gut für die Blutgefäße im gesamten Körper und für die Prostata ist. Für diese wissenschaftliche Erkenntnis sind wir sogar auf einem amerikanischen Fachkongress ausgezeichnet worden.

Wann darf man potenzsteigernde Mittel wie Levitra®, Viagra® und Cialis® nicht einnehmen?

Z.B. bei einer akuten Mangeldurchblutung des Herzens (instabile Angina pectoris), nach einem kürzlich erlittenen Herzinfarkt oder Schlaganfall.

Außerdem kann die gleichzeitige Einnahme von PDE-5-Hemmern und Medikamenten aus der Gruppe der „Nitrate“ oder „NO-Donatoren“ (z.B. Nitrospray, Molsidomin oder Nicorandil) zu erheblichen und bedrohlichen Blutdruckabfällen führen. Wir erinnern uns alle an die Szene in dem Film „Was das Herz begehrt“, als Jack Nicholson wegen Herzproblemen eine Infusion bekommen sollte. Diane Keaton und Frances McDormand waren dabei, als der Arzt ihn fragte, ob er potenzsteigernde Mittel eingenommen habe. Er verneinte das (aus Schamgefühl, er, der tolle Held, braucht doch so etwas nicht!). Die Infusion wurde dann geöffnet, und der Arzt sagte lapidar: „Gut, ansonsten würden Sie nun an dieser Infusion sterben.“ Mit entsetztem Gesicht riss sich Jack Nicholson den Schlauch aus dem Arm.

Ansonsten sind die Wirkstoffe im Allgemeinen gut verträglich. Die Einnahme der Potenzhilfen kann auch für Herzpatienten geeignet sein, ein Arzt sollte die Leistungsfähigkeit des Mannes prüfen und dann entscheiden, ob man hier das Medikament geben darf oder nicht. Wegen möglicher Gegenanzeigen sollten die Potenzhilfen nur auf Verordnung eines Männerarztes eingenommen werden. Das Gleiche gilt für die richtige Dosierung der Medikamente.

Machen potenzsteigernde Mittel wie Levitra®, Viagra® und Cialis® abhängig?

Diese Medikamente machen selbst nicht abhängig – wie beispielsweise Morphium (das im Gehirn Stimulationen der Abhängigkeit auslösen kann). Aber: Wer eine gute sexuelle Performance mit den PDE5-I, wie Levitra®, Viagra® und Cialis®, erlebt, dem kann es passieren, dass er (oder die Partnerin) ohne Medikament seine Sexualität nicht mehr als so „gut“ erlebt. Das kann frustrieren und dementsprechend eine gewisse Abhängigkeit aufbauen.

Kann man Erektionsstörungen auch durch eine Testosterontherapie beheben?

Wenn die Erektionsstörung durch einen Mangel an Testosteron verursacht ist, natürlich. Testosteron ist der Dreh- und Angelpunkt der männlichen Lust. Fehlt's daran im Körper, kann Libidoverlust die Folge sein.

Welche medikamentöse Potenzhilfe kann ich nehmen, wenn ich Nitrospray benutze?

Da wäre der Wirkstoff Apomorphin (Abkürzung für Apomorphinhydrochlorid) vielleicht eine Alternative. Er entfaltet seine Wirkung im Sexualzentrum des Gehirns und verstärkt dort die Erektionsmechanismen, die auch unter normalen Umständen zu einer Erektion führen, also z. B., wenn man etwas Erotisches sieht, hört oder riecht. Aber auch Apomorphin braucht wie die PDE-5-Hemmer einen erotischen Reiz, um seine Wirkung zu tun. Ist dieser vorhanden, ist mit dem Wirkstoff ein spontanes Liebesleben möglich.

Ansonsten kann man auch Medikamente direkt in den Penis einführen (s. unten).

NEW! Sind Vakuumpumpen eine Alternative zu potenzsteigernden Medikamenten?

Durchaus. Sowohl für „handfeste" Männer als auch für diejenigen, die keine Medikamente schlucken möchten, kann die Vakuumpumpe eine sinnvolle Alternative zur Erektionsverbesserung sein. Allerdings mögen viele Männer in meinen Sprechstunden sie nicht so sehr, da die Partnerin den Penisring (der an der Peniswurzel liegt, damit das Blut, das man mit der Pumpe passiv in den Penis „gezogen" hat, dort auch bleibt) sieht. Auch Frauen sind von der Vakuumpumpe nicht immer begeistert. Ich habe eine

Kollegin, die Chefärztin in London ist. Von ihr weiß ich, dass sie alles, was sie ihren Patienten verschreibt, auch mit ihrem Mann ausprobiert. Das Glied ihres geliebten Gatten fühlte sich, nachdem der Penisring angelegt wurde, nach zehn Minuten wörtlich „wie ein kalter Fisch" an! Autsch! Sie empfand das nicht als prickelnd (klar, der Penis kühlt aus und wird kaum mit frischem, warmem Blut versorgt!).

Wie wende ich die Vakuumpumpe an?

Zum Equipment zählen ein Plastikzylinder, ein Penisring und eine Hand- oder Elektropumpe. Zur Handhabung: Sie tragen Gleitmittel auf die Innenseite des Pumpenzylinders und auf den Penisschaft inklusive Übergang zum Bauch auf. Führen Sie den Penis in den durchsichtigen Plastikzylinder ein. Drücken Sie den Zylinder auf den Bauch, sodass keine Luft mehr hineinkommt. Dann erzeugen Sie mit der Pumpe einen Unterdruck, je nach Pumpe manuell oder elektrisch. Durch den Unterdruck fließt venöses Blut in die Schwellkörper. Sobald der Penis ausreichend steif ist, wird ein Penisring (andere Bezeichnungen: Stauring, Restriktionsring) von dem Pumpenzylinder auf den Penis gestreift, danach wird die Pumpe entfernt. Der Umgang mit der Penispumpe erfordert vom Anwender etwas Übung.

NEW! Ein paar Tipps,
die die Handhabung erleichtern, gibt's jetzt:

- Verwenden Sie ausreichend Gleitmittel.
- Machen Sie beim Pumpen kleine Pausen. Der Penis vergrößert sich auch dann. Pumpen Sie erst dann weiter, wenn der Penis nicht mehr größer wird.
- Wenn Schmerzen auftreten, haben Sie möglicherweise zu flott gepumpt, oder es haben sich Hautteile mit in den Zylinder gezogen. Stellen Sie in

diesem Fall per Ablassventil wieder normale Druckverhältnisse im Zylinder her. Dann setzen Sie die Pumpe neu an und beginnen von vorn.

• Testen Sie die unterschiedlichen Penisringe, um zu erkennen, welcher für Sie der richtige ist. Diese werden mit jeder Pumpe mitgeliefert. Beginnen Sie mit einem relativ großen Penisring. Wenn die Erektion zu schnell wieder nachlässt, verwenden Sie einen kleineren Ring. Der Ring sollte allerdings nicht zu klein gewählt werden, sonst schmerzt er. Manchmal helfen auch zwei Ringe.

• Kommt keine ausreichende Erektion zustande, können die Schamhaare die Ursache sein. Rasieren stellt sicher, dass die Pumpe luftdicht am Körper anliegen kann. Ein angenehmer Nebeneffekt ist auch, dass man beim Entfernen des Penisrings nicht versehentlich an den Schamhaaren zieht.

• Geben Sie nicht gleich auf, wenn's beim ersten Mal nicht klappt. Es dauert einige Tage oder Wochen, bis Sie den Umgang mit der Vakuumpumpe beherrschen.

• Wichtig: Der Penisring muss nach maximal 30 Minuten wieder entfernt werden, da sonst durch die fehlende Versorgung des Penis mit Blut bleibende Schäden auftreten können. Was Sie auch wissen müssen: Der Penisring verhindert oft eine normale Ejakulation. Das mögen nicht alle Männer.

Ein Hinweis: Wenn die Vakuumpumpe vom Arzt verschrieben wird, zahlt oft die Krankenkasse.

Was ist eine Schwellkörperautoinjektion (SKAT)?

Ist ein Verfahren, das vor allem Männern hilft, die keine PDE-5-Hemmer nehmen können oder die dadurch nicht die erwünschte Wirkung erfahren. Bei der SKAT spritzt sich der Mann – nachdem der Arzt ihn angeleitet hat –

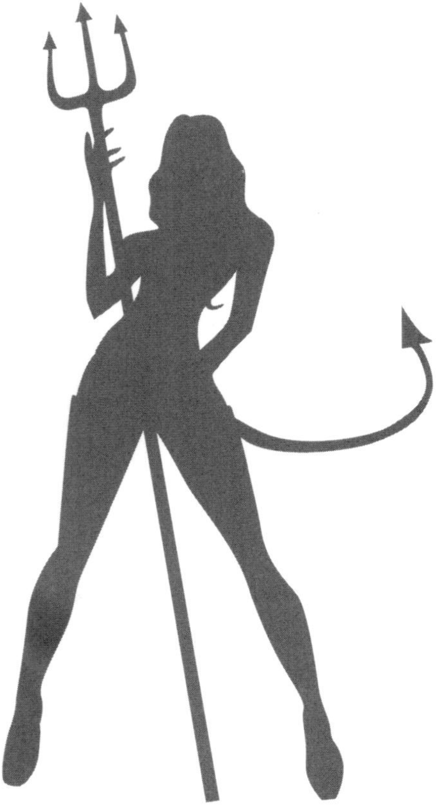

mit einer sehr dünnen Nadel eine muskelentspannende Substanz in den rechten oder linken Schwellkörper seines Penis. Diese Substanz führt nach ca. zehn Minuten zu einer Erektion. Diese hält etwa eine Stunde, in der man dann Sex haben kann. SKAT taugt durchaus dazu, zwei- bis dreimal pro Woche zum Einsatz zu kommen. Zwischen den Anwendungen sollten allerdings mindestens 24 Stunden, am besten 48, liegen. Angst vor dem Stich? Nee! Durch die extrem dünnen Nadeln, die heutzutage verwendet werden, ist der Einstich kaum spürbar. Nachteil: Kann sein, dass die Erektion über den Orgasmus hinaus anhält! Und das kann manchmal unangenehm sein!

Verhütung und Fruchtbarkeit des Mannes

Ist die Vasektomie eine einfache, effektive und kostengünstige Methode der Verhütung?

Wenn bei einem Paar kein Kinderwunsch besteht oder einfach die Familienplanung abgeschlossen ist, stellt sich für viele Paare die Frage nach der geeigneten Empfängnisverhütung. Wenn die Frau auf möglicherweise belastende Empfängnisverhütung, z. B. mit der Pille, verzichten will, kann auch der Mann die Verantwortung für die Verhütung übernehmen. Und zwar mit der dauerhaften Durchtrennung der Samenleiter (Vasektomie). Meiner Erfahrung nach ist sie in der Partnerschaft eine gute und vor allem sichere Verhütungsmethode. Während dieser kurzzeitigen ambulanten Operation (es ist kein stationärer Aufenthalt notwendig!) werden durch zwei minimale, kaum erkennbare Schnitte an der Haut des Hodensacks die beiden Samenleiter aufgespürt und durchtrennt. Gut: Die Vasektomie hat keinen Einfluss auf die erlebte Sexualität. Ebenso wenig auf die hormonelle Situation und die Prostata (Vorsteherdrüse) des Mannes.

YES! **Fazit:** Die Vasektomie ist eine sichere und effektive Methode der Verhütung.

Was ist eine Mikrochirurgische Refertilisierung?

YES! **In einem Satz:** Die Wiederherstellung der Zeugungsfähigkeit.

Samenleiter durchtrennt und erneuter Kinderwunsch. Kann ich noch mal zeugungsfähig werden?

Eine Vasektomie kann häufig rückgängig gemacht werden. Diese Prozedur nennt sich Vaso-Vasostomie. Die Vaso-Vasostomie ist die einzige Möglichkeit, die zu einer natürlichen Schwangerschaft der Partnerin führen kann. Andere Verfahren haben meist eine schlechtere Erfolgsquote und können deutlich höhere Kosten mit sich bringen. Die Vaso-Vasostomie ist ein mikrochirurgisches Verfahren unter Verwendung eines hochauflösenden Mikroskops und sehr feiner Instrumente. Dies setzt natürlich ein spezielles operatives Training und vor allem große Erfahrung auf dem Gebiet der chirurgischen Refertilisierung (Wiederherstellung der Zeugungsfähigkeit) voraus. In manchen Fällen wird die Zeugungsfähigkeit auch durch die operative Zusammenführung des Samenleiters an die noch feineren und kleineren Nebenhodenkanälchen wiederhergestellt. Dieser Eingriff nennt sich Vaso-Epididymostomie und ist ein besonders anspruchsvoller Eingriff. Die Entscheidung, ob eine Vaso-Vasostomie oder eine Vaso-Epididymostomie durchgeführt wird, fällt intraoperativ durch eine spezielle Untersuchung der Qualität der Samenflüssigkeit; je nach Befund entscheidet man sich für den einen oder den anderen Eingriff. Die Vaso-Epididymostomie ist in ca. 23 Prozent der Fälle der Eingriff der Wahl. Nur mikrochirurgisch sehr versierte und geübte Operateure können diese Operation Erfolg versprechend durchführen.

Kann ich mich nach einer erfolglosen Refertilisierungsoperation erneut operieren lassen?

Sollte bei Ihnen eine Refertilisierungsoperation (operative Verbindung der Samenleiter nach vorangegangener Vasektomie) keinen Erfolg gebracht haben, so kann dies mehrere Gründe haben:

- Es wurde keine mikrochirurgische Technik angewandt.
- Der Operateur verfügte nicht über ausreichend Erfahrung, um eine Refertilisierungsoperation durchzuführen.
- Die Ausstattung des OP-Saales mit den notwendigen Instrumenten und Materialien war nicht für so einen feinen und sensiblen Eingriff ausgelegt.
- Eine mangelhafte Durchblutung der neuen Verbindungsstelle der Samenleiter.
- Eine etwaige Vaso-Epididymostomie wäre notwendig gewesen, wurde aber nicht durchgeführt.

Welche Arten der künstlichen Befruchtung gibt es?

Die künstliche Befruchtung bezeichnen wir im Fachjargon als „artifizielle Insemination“. Dafür stehen zwei mögliche Verfahren bereit, die derzeit weltweit mit gutem Erfolg eingesetzt werden. Bei der „In vitro-Fertilisation“ (IVF) werden die Spermien des Mannes mit der Eizelle der Frau im Reagenzglas zusammengebracht. Die Spermien befruchten die Eizellen, und die so entstandenen Embryonen werden in die Gebärmutter zurückgegeben. Ist die Spermienqualität des Mannes nicht ausreichend, muss eine sogenannte intracytoplasmatische Spermieninjektion (ICSI) durchgeführt werden. Hierbei wird unter dem Mikroskop mit einer feinen Pipette ein einziges Spermium direkt in die Eizelle gegeben. Ansonsten unterscheidet sich diese Therapie nicht von der konventionellen IVF. Für beide Verfahren benötigt man zum einen den Samen des Mannes und zum anderen die Eizelle der Frau. Die Eizelle der Frau wird nach hormoneller Stimulation

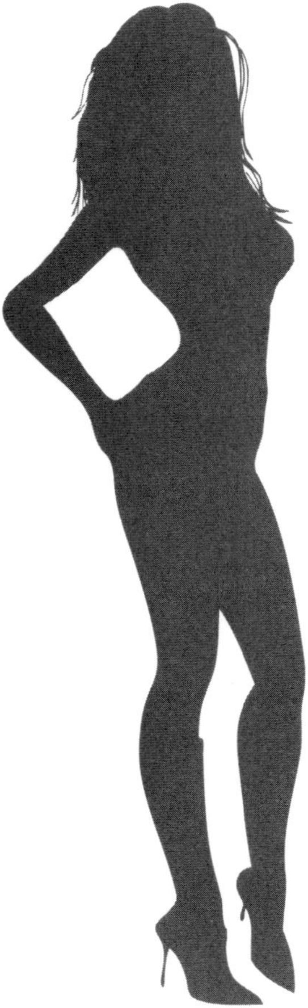

abpunktiert. Dies sollte nach Möglichkeit bei einem erfahrenen Frauenarzt oder in einem spezialisierten Zentrum durchgeführt werden. Der Samen des Mannes kann entweder durch Masturbation gewonnen oder direkt aus dem Nebenhoden (MESA = microsurgical epididymal sperm aspiration) oder Hoden (TESE = testicular sperm extraction) entnommen werden. Bei einem Verschluss der ableitenden Samenwege, der zu einem vollständigen Fehlen von Samenfäden im Ejakulat führt, müssen die Spermien aus dem Nebenhoden entnommen werden. Findet sich hier kein reproduktionsbiologisch verwendbares Material, wird eine TESE durchgeführt. Es wird dabei Gewebe aus dem Hoden verwendet und mit bestimmten Substanzen behandelt, sodass man die Spermien isolieren kann, die sich im Hodengewebe befinden. Meist sind diese Samenfäden unreif, jedoch kommt es bei einer ICSI-Behandlung auch mit diesen Spermien meist zu einer Befruchtung.

Zum Schluss: Fragen zur Männergesundheit

NEW! Können Männer etwas von Frauen in Bezug auf ihre Gesundheit lernen?

Die Ergebnisse einer aktuellen Erhebung liefern Ihnen die Antwort darauf. Sie zeigen nämlich, dass nur 15,6 Prozent der Männer zur jährlichen Vorsorgeuntersuchung gehen, während diese immerhin von fast 50 Prozent der Frauen wahrgenommen wird. Darüber hinaus haben Männer eine um etwa sieben Jahre kürzere Lebenserwartung als Frauen. Als Männerarzt kann ich Ihnen den oft gesprochenen Rat geben: Vorsorge ist besser als Nachsorge. Sehen Sie es vielleicht doch einmal so: Ihr Auto bringen Sie auch regelmäßig zum TÜV. Wieso also sollte die Untersuchung der eigenen Gesundheit da nachstehen?

Erektionsstörungen – ein Riesenthema in der Männergesundheit?

Dem umfassenden Beschwerdebild „Erektionsstörungen" wird in den Medien seit einiger Zeit glücklicherweise viel Aufmerksamkeit geschenkt. Das hilft den betroffenen Männern, die mit dieser Thematik häufig verbundene „Tabuisierung" zu überwinden und ihr Problem beim medizinischen Spezialisten anzusprechen. Das ist in doppelter Hinsicht gut: Einmal, weil den Männern bei diesem akuten Problem sehr oft geholfen werden und ihnen so relativ rasch zu einer erfüllten Sexualität und damit zu körperlichem und seelischem Wohlbefinden verholfen werden kann. Denn: Störungen im Bereich der erlebten Sexualität können unsere Lebensqualität und unsere persönlichen Beziehungen beeinträchtigen. Und zweitens, weil Erektionsstörungen oftmals auch ein Hinweis auf ernst zu nehmende Erkrankungen sind. Sie können beispielsweise auf Herz-Kreislauf-Erkrankungen oder Diabetes, auf depressive Verstimmungen oder einen Hormonmangel hindeuten. Ich sagte es schon einmal: Die Funktion des männlichen Gliedes ist die Antenne des Herzens! Denn wo sonst machen sich Gefäßverengungen zuerst bemerkbar, wenn nicht in den haarfeinen Gefäßen des Penis?

Wie wichtig ist Bewegung für die männliche Vitalität?

Hierauf kann ich immer nur predigen: Bewegung ist Leben! Ein regelmäßiges Kraft- und Ausdauertraining ist die beste Voraussetzung, um Leistungsschwäche und nachlassender Vitalität zu begegnen. Egal, ob Sie nun joggen, walken, schwimmen oder im Fitnessstudio ein Muskeltraining durchführen – ein körperlich aktiver Lebensstil ist die Basis für gesundes Altern und mehr Leistungsfähigkeit! Ihre Devise sollte lauten: „20 Jahre lang 40 sein!"

HOT Kann man Impotenz vorbeugen?

Es gibt drei Hauptursachen für den altersbedingten Erektionsverlust. Das sind:

- die Abnahme der Elastizität des Penisgewebes
- die Reduktion der maximalen Durchblutung während der sexuellen Erregung
- die Verminderung der „Steifigkeit" während der Erektion.

Alle drei Faktoren sind positiv beeinflussbar. Und zwar:

- durch körperliches Training
- durch die nächtliche Einnahme von PDE-5-Inhibitoren (Levitra®, Viagra® oder Cialis®)
- durch regelmäßige sexuelle Aktivitäten.

Grundsätzlich kann man sagen, dass ein gesunder Lebensstil – das heißt eine gute, ausgewogene Ernährung, ausreichend Schlaf, Verzicht auf Genussgifte, wie beispielsweise Nikotin – viel dazu beitragen kann, Erektionsstörungen vorzubeugen. Im Hinblick auf die sexuelle Aktivität noch einmal der Hinweis: „Use it or loose it". Er gilt aber auch darüber hinaus. Denn ein gutes Sexualleben sorgt nicht nur für den Erhalt der Erektionsfähigkeit, sondern ist auch für die Erhaltung der Gesundheit im Allgemeinen sehr wichtig. Alterungsprozesse werden auf diese Weise verlangsamt und manchmal sogar gestoppt. Eine erfüllte Sexualität, so haben viele Studien gezeigt, erhält den Menschen gesünder, vitaler – und eben auch jünger.

Wie kann ein solches körperliches Training zur Prävention der Impotenz aussehen?

Ein entscheidender Faktor für das Entstehen von Erektionsstörungen ist eine längerfristige Verminderung der Sauerstoffversorgung des Penis. Hierdurch kommt es zu Umbauprozessen im Penisgewebe, durch die die Ausdehnungsfähigkeit der Schwellkörper während der sexuellen Erregung abnimmt, was langfristig zu einem Unvermögen führt, Erektionen zu erhalten. Da während der Zeit, in der der Mann keinerlei sexuelle Erregung erfährt, die Sauerstoffversorgung des Penis stark eingeschränkt ist, hat die Natur einen Mechanismus erfunden, durch den die Potenz des Mannes gesichert wird. Während des Schlafes hat jeder Mann drei bis vier erektile Episoden und somit für täglich etwa 1,5 bis drei Stunden eine gute Sauerstoffversorgung des Penis. Diese Zeitspanne reicht aus, um das Gewebe des Penis „fit zu halten". Bei gesunden Männern bestehen diese nächtlichen Erektionsphasen lebenslänglich, nehmen allerdings an Häufigkeit und Dauer mit fortschreitendem Alter ab. Durch geeignete, speziell angepasste Trainingsprogramme, wie ein spezielles Intervalltraining auf dem Liegefahrrad, die zu einer verbesserten Sauerstoffversorgung des Penis führen, ist eine Prävention von Erektionsstörungen möglich. Das spezielle Trainingsprogramm hierfür können Sie sich im Internet kostenlos herunterladen:

NEW! *http://www.maennergesundheit.info/pdf/intervall-Training.pdf.*

Wenn bei sexueller Stimulation das Blut in die Schwellkörper geflossen ist, muss zusätzlich eine Drosselung des Blutabflusses aus dem Penis erreicht werden, um einen sexuellen Akt vollziehen zu können. Hierzu benötigt man eine intakte Beckenbodenmuskulatur, insbesondere die sogenannte „Potenzmuskulatur". Ich habe es auf den vorigen Seiten schon mehrfach erwähnt. Das spezielle Training nennt sich VigorRobic®.

Es dient:
- der Verbesserung der Durchblutung
- der Erhöhung der Sauerstoffversorgung des Penis
- der Stärkung der speziellen Beckenboden-Potenzmuskulatur.

Es konnte nachgewiesen werden, dass durch gezieltes VigorRobic®-Training mittels ausgewählter Übungen und individuell gestalteter Trainingsprogramme Erektionsstörungen mit außerordentlichem Erfolg vorgebeugt werden kann. Ein VigorRobic®-Übungsprogramm-Beispiel können Sie sich im Internet kostenlos herunterladen.

NEW! **Unter:** *http://www.maennergesundheit.info/pdf/IC-Training.pdf.*

Wie kann ein solches Training zur Prävention der Impotenz OHNE Sport aussehen?

Wem das Training zu mühsam bzw. zu zeitaufwändig erscheint, kann auch durch die Einnahme einer niedrigen Dosis eines PDE-5-Inhibitors (Levitra®, Viagra® oder Cialis®) vor dem Zubettgehen die Qualität der nächtlichen Sauerstoffversorgung des Penis erhöhen und so dem natürlichen Alterungsprozess des Penisgewebes entgegenwirken. Mittlerweile gibt es auch Methoden, das richtige Medikament und die richtige Dosierung für dieses nächtliche – und teilweise kostspielige – „Training" herauszufinden. Hierzu werden ca. 14 Nächte lang Messungen am Penis durchgeführt. Die Apparate, die man dazu benötigt, heißen RigiScan® bzw. NEVA®.

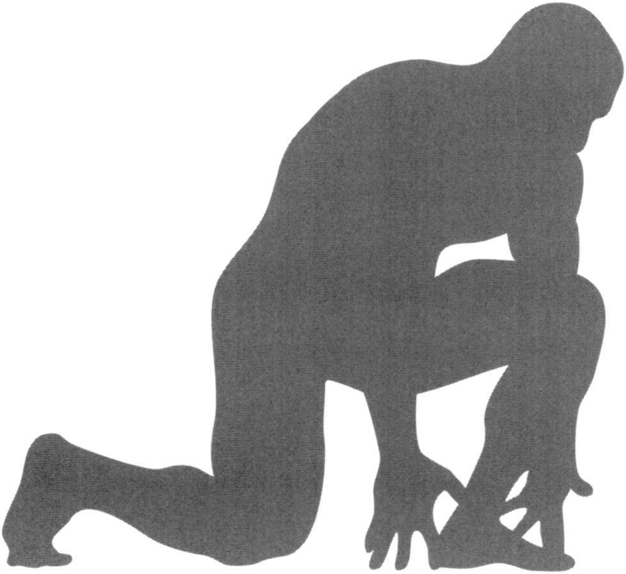

Frauen fragen – Prof. Sommer antwortet

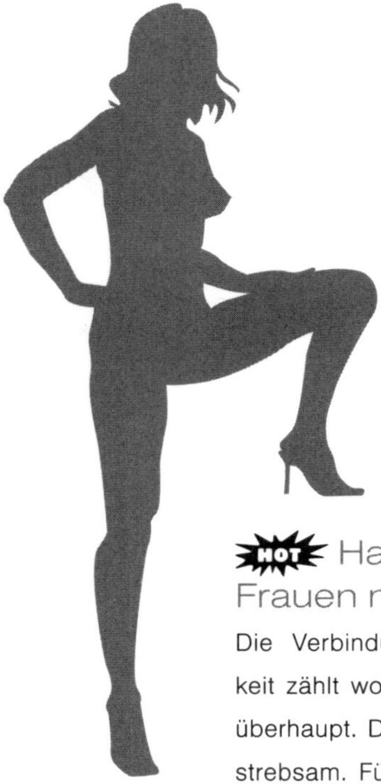

Frau & Sex

Macht Sex Frauen schön?

Aus medizinischer Sicht ist der Fall klar: Das, was für Männer der Sport ist, ist für Frauen der Sex: Er hält sie jung. Sex fördert nämlich die Östrogenproduktion. Das Hormon hält die Haut glatt und die Stimmung ausgeglichen, macht die Frau also rundum schön. Selbstverständlich können Frauen auch zusätzlich noch Sport treiben!

HOT Haben blonde Frauen mehr Spaß am Sex?

Die Verbindung zwischen Haarfarbe und Persönlichkeit zählt wohl zu den hartnäckigsten sexuellen Mythen überhaupt. Die Brünette ist demnach eher ernsthaft und strebsam. Für die Blonde ist das Leben nichts als eine große Party, während sich die Rothaarige durch ein feuriges Temperament auszeichnet. Forscher fanden mehrere mögliche Erklärungen für den Sexappeal der Blonden.

Eine evolutionäre Erklärung wäre es, dass sich auf der meist hellen Haut blonder Haare Zeichen von Krankheit und Alter leichter erkennen lassen bzw. dass auch ein guter Gesundheitszustand dort sehr deutlich abzulesen ist. Gesundheit signalisiert „bessere Fortpflanzung", und das macht sexy. Andererseits soll sich auch das leidenschaftliche Erröten bei heller Haut deutlicher zeigen. Aber bitte: All dies sind nur Spekulationen. Die Wissenschaft glaubt nicht, dass Blondinen wirklich mehr Spaß am Leben und am Sex haben. Kleiner Trost für alle Blondinen und ihre Anhänger: Die Legende lebt weiter.

Aber blond ist auf jeden Fall eine Signalfarbe (für Männer)! Im Unterbewusstsein des Mannes spiegelt sich hier eine fruchtbare Frau wider! Unser Urinstinkt wird angetrieben: die Verbreitung unserer Gene auf fruchtbaren Boden. Mit jeder Schwangerschaft dunkeln übrigens die blonden Haare etwas nach. Wenn man so will, könnte man das so deuten, dass frau mit jeder Schwangerschaft etwas an „Sexysein" verliert.

Sind Internatsmädchen leidenschaftlicher als andere?

Vielleicht. Denn wo die natürliche sexuelle Lust und die sexuelle Neugierde stark unterdrückt werden, wie auch heute noch in manchen Mädcheninternaten, kann irgendwann der Schuss sozusagen nach hinten losgehen, und es kann passieren, dass diese jungen Frauen ihre sexuelle Lust, wenn sie zum Ausdruck kommt, dann besonders intensiv leben.

Wie viele Frauen haben einen Vibrator?

Der Durex-Report 2006 gibt an, dass jede fünfte deutsche Frau einen Dildo oder einen Vibrator (das vibrierende Gegenstück zum Dildo) ihr Eigen nennt.

Es könnten mehr sein, denn 31 Prozent der Frauen haben sich nur noch keinen angeschafft, weil ihnen der Kauf peinlich ist. Warum nur? Der ungeheure Variantenreichtum im Dildo- und Vibratorendesign bietet für jede Frau den richtigen: kleine, große, der Natur nachempfundene oder exotisch bunte.

Kann man nach einem Vibrator süchtig werden?

Den partnerschaftlichen Sex kann das Vergnügen mit einem Vibrator sicher nicht ersetzen. Zärtliche Küsse und das Prickeln der Liebkosungen sind doch erfüllender als ein guter Orgasmus allein, oder nicht?

Lust

HOT Können sich Frauen ein Leben ohne Sex vorstellen?

Viele jedenfalls nicht. Hierzu gibt es eine aktuelle repräsentative Umfrage (Gyn Report). Darin gaben 42,5 Prozent aller befragten Frauen an, dass sie keinesfalls auf Sex verzichten könnten. Viele davon wünschten sich sogar mehr Sex. Am aktivsten unter ihnen sind die 20- bis 29-Jährigen: In dieser Altersgruppe meinten dies sogar 78,9 Prozent. Fraglich, woher aber die Mär vom Sexmuffel Frau kommt. Vielleicht deswegen: Immerhin 25 Prozent der weiblichen Befragten gaben an, Sex für gänzlich überflüssig zu halten oder zumindest mit weniger intimen Begegnungen auszukommen. Darunter besonders stark vertreten: die ostdeutschen Frauen. Während hier 28,6 Prozent auf Sex völlig verzichten können, sind es in den alten Bundesländern nur 20 Prozent.

Haben Frauen auch Spaß am Sex, wenn sie nicht verliebt sind?

Den Werten von aktuellen Umfragen zufolge geht es Frauen beim Geschlechtsverkehr nicht nur um Sex, sondern auch um Nähe und Liebe. Rund jede zweite Frau sagt., dass sie keinesfalls oder nur in Ausnahmefällen Spaß am Sex haben kann, wenn sie nicht in den Partner verliebt ist. Allem Anschein nach aber wächst vor allem in der jüngeren Generation der Frauen auch ein neues Bewusstsein heran. Denn viele Mädchen bzw. junge Frauen im Alter von 14 bis 19 Jahren sind heutzutage der Meinung, dass Sex auch ohne Liebe funktioniert. Es scheint allerdings so, dass gebildete Frauen sexuell unabhängiger sind. Nur ein Drittel der Frauen mit Hauptschulabschluss ist dieser Meinung, bei den Abiturientinnen dagegen glaubt das sogar jede Zweite.

HOT Was macht Frauen Lust auf Sex?

Da gibt es natürlich ganz individuelle Vorlieben. Ich habe aber von vielen Frauen übereinstimmend gehört, dass z. B. ein kesser Witz, ein sexy Blick oder zarte Berührungen ihre Lust anfachen. Und dann hörte ich noch von diesen interessanten Lustbringern:

• Erotische Geschichten: Lust auf Sex geht auch durch den Kopf. So können Frauen durch ein erotisches Hörspiel Lust bekommen.

• Fesselspiele: Lust, den Partner ans Bett zu binden oder auch selbst mit fixierten Handgelenken „genommen" zu werden, das macht viele Frauen an. Hoch im Kurs für SM-Spiele „light" stehen bei den Damen derzeit feine Satinfesseln.

Was ist die Klimax?

Nur ein anderes Wort für den weiblichen Höhepunkt.

Mögen Frauen Pornos als „Anheizer"?

Die Mehrheit mag sie. Wichtig aber für Frauen: Der Film muss qualitativ gut sein. Das heißt möglichst authentisch, mit viel Erotik und ausgiebigen Verführungsszenen. Die „rote Karte" gibt's dagegen für billige B-Varianten, die minutenlang die Geschlechtsorgane im Großformat vorführen.

Wann spricht man von Frigidität?

Frigidität ist eine veraltete und obendrein unschöne Bezeichnung für sexuelle Verklemmtheit und Luststörung. Das Wort kommt aus dem Lateinischen von frigidus, was kühl oder kalt bedeutet. Gemeint ist die Geschlechtskälte, wenn sich keine Erregung zeigt und der Orgasmus ausbleibt. Oft besteht zwar eine normale Libido, doch die sexuelle Klimax fehlt.

Sind Lustschwankungen normal?

Sind sie. Nach einer amerikanischen Studie ist die Lust auf Sex an den fruchtbaren Tagen gesteigert – um etwa ein Viertel. Die für den Eisprung verantwortlichen Hormone scheinen sich also auf das Sexualverhalten auszuwirken. Dieser Effekt fällt allerdings bei Frauen weg, die die Antibabypille schlucken. Anthropologen der Universität in Los Angeles stellten außerdem fest, dass in länger dauernden Beziehungen die Wahrscheinlichkeit des Fremdgehens einer Frau an ihren fruchtbaren Tagen zunimmt. Eine verminderte Libido hängt vermutlich stark von der Lebensphase ab, von der Konstellation der Neurotransmitter im Gehirn. Denn unglückliche Menschen empfinden prinzipiell weniger Lust auf Sex. Darüber hinaus ist die Reizschwelle, die zur Auslösung eines Orgasmus führt, von Frau zu Frau unterschiedlich.

HOT Wie kann ich meine Lust auf Sex steigern?

Mein Tipp: Wenn Sie eine Freundin haben, die gerade ein Kind geboren hat, besuchen Sie sie gleich morgen. Denn nichts bringt die Lust der Frauen so auf Touren wie der Geruch von stillenden Müttern und ihren Babys. Ist sogar durch eine Studie belegt. Forscherinnen der Universität Chicago fanden nämlich heraus, dass das Duftgemisch aus Muttermilch, Mutterschweiß und Babyspeichel besonders kinderlose Frauen in Sexlaune bringt. In Zahlen: Bei Frauen mit festen Beziehungen nahm das sexuelle Verlangen nach dem Partner um 24 Prozent zu. Bei Singles, deren Motivation an ihren sexuellen Fantasien gemessen wurde, stieg die Lust um 17 Prozent.

NEW! Welches sind die häufigsten Lustkiller?

Lustlosigkeit bzw. Libidoreduktion rangiert an erster Stelle, gefolgt von der Menstruation. Dahinter folgen allgemeines Unwohlsein und zu viel Stress. Aber Achtung: Zu schaffen macht vielen Frauen auch die Lustlosigkeit ihrer Männer. Aus meiner Praxis weiß ich aber auch noch von diesen „Liebestötern“:

- Ein großer Penis: Wenn der Penis des Mannes sehr groß ist, kann das bei der Frau Schmerzen verursachen und damit die Lust auf Sex reduzieren.
- Blicke: „Schau mir in die Augen, Kleines?“ Lieber nicht: Viele Frauen mögen nicht, wenn ihr Partner sie beim Sex beäugt.
- Besuche im Swingerclub: Frei nach dem Motto „Jeder mit jedem“ und „Erlaubt ist, was gefällt“. Was gerne als das Nonplusultra der sexuellen Erfahrungen hingestellt wird, lässt den meisten Frauen eher das Blut in den Adern gefrieren.

• Die Pille: Trotz aller Weiterentwicklungen: Wer die Pille nimmt, verhütet mit Hilfe eines hormonellen Mittels – und muss nicht selten dessen Nebenwirkungen in Kauf nehmen.

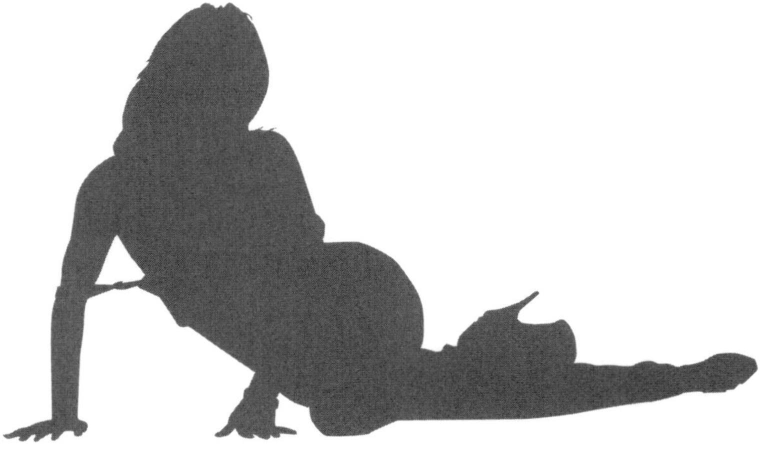

HOT Lustzentren

Wie sieht die Scheide eigentlich von innen aus?

Die Scheide ist ein muskulöser und elastischer Schlauch von etwa acht bis zehn Zentimetern Länge, wobei vor allem das äußere Drittel mit Nervenenden versorgt ist. Dort befinden sich auch spezielle Drüsen, die bei sexueller Erregung einen natürlichen Gleitfilm absondern.

Finden Frauen ihr Geschlechtsorgan „schön"?

Auch hierauf kann ich Ihnen mit aktuellen Umfrageergebnissen antworten: Obwohl Frauen mit ihrem Körper im Allgemeinen eher unzufrieden sind, zeigen sich gerade die jüngeren Generationen im Hinblick auf ihr Geschlechtsorgan selbstbewusst. Im Schnitt jede zweite Frau im Alter zwischen 14 und 39 Jahren würde ihre Vagina als schön bezeichnen. Aber: Je älter die Befragten, desto weniger schön empfinden sie ihren Intimbereich. Verteilt auf alle Altersgruppen sind es nur noch 31,3 Prozent, die selbstbewusst sagen: „Ich find sie schön." Verheiratete Frauen empfinden ihr Geschlechtsorgan tendenziell weniger schön als ledige Frauen. Besonders kritisch betrachten sich offensichtlich geschiedene oder getrennt lebende Frauen: Hier sagen nur 16,3 Prozent, sie hätten eine schöne Vagina.

Gibt es „enge" und „weite" Vaginas?

Von Natur aus ist die Vagina bei gesunden Frauen dehnbar und anpassungsfähig geschaffen, sodass ein Kind hindurchpasst und auch Sex mit einem XL-Penis möglich ist. Bei einigen Frauen ist aber die Beckenbodenmuskulatur so stark ausgeprägt oder trainiert, dass der Partner beim Sex das Gefühl hat, die Frau sei „eng" gebaut. Den stärkeren Widerstand empfinden Männer mit einem kleineren Penis und diejenigen, die stärkere Stimulation benötigen, oftmals als angenehm. Es gibt aber Frauen, die einen kurzen Vaginakanal haben. Das kann mit einem Partner, der einen langen Penis hat, zu Schmerzen beim Sex führen oder Sex auch ganz unmöglich machen.

NEW! Wie kann ich „enger" werden?

Es gibt Methoden, die helfen, die Muskulatur des Beckenbodens zu stärken. Hier gilt das Gleiche wie für den männlichen Part! Um ein Gefühl zu bekommen, welche Muskelgruppe gemeint ist: Es ist die, mit der man beim Urinieren den Strahl anhält (nicht der Schließmuskel, sondern die Muskeln darunter!). Und Sie trainieren diese Muskeln ebenso wie die Männer ihre Beckenbodenmuskeln: als ob Sie den Harnstrahl unterbrechen wollen und wieder loslassen (die richtigen Muskeln werden dann stimuliert, wenn der „Zug“ sich bis in die Analregion fortsetzt). 30-mal nacheinander, dreimal täglich. Tief atmen währenddessen nicht vergessen. Eine hervorragende Übung für die Liebesmuskeln. Vor allem Frauen nach der Geburt hilft das Trainieren dieser Muskeln. Es kann außerdem vor Inkontinenz im Alter bewahren sowie die Orgasmusfähigkeit verbessern.

Stimmt es, dass die Vagina im Alter schlaff wird?

Na ja, vielleicht nicht eben schlaff, aber sie kann ihre Elastizität einbüßen. Liegt an der reduzierten Östrogenproduktion nach der Menopause (der letzten Regelblutung). Folge: Die Scheidenwände werden dünner. Dadurch kann sich der Geschlechtsverkehr mitunter schmerzhaft gestalten, nämlich wenn der Penis an die Scheidenwände stößt. Bei den meisten Paaren wird Sex daher in dieser Zeit natürlicherweise sanfter, und Vorspiel und Liebkosungen gewinnen an Wert. Da sich im Alter meist auch die Durchblutung im Beckenboden verringert, kann es außerdem zu Trockenheit der Scheide kommen. Hier können aber Gleitmittel für genügend Feuchtigkeit sorgen.

Verändert sich die Vagina nach der Geburt eines Kindes?

Das Gewebe der Vagina ist elastischer als der ganze Rest des Körpers. Normalerweise gehen eine gewisse Zeit nach der Geburt die Scheidenwände wieder in ihre ursprüngliche Form zurück. Es kann aber auch passieren, dass die Beckenbodenmuskeln durch die Geburt traumatisiert sind, sodass sie an Spannung verlieren und die Frau beispielsweise den Penis des Mannes beim Verkehr nicht mehr halten kann. So ein Muskeltrauma kann auch zu Inkontinenz führen. Wichtig darum für schwangere Frauen und diejenigen, die gerade geboren haben: Beckenbodentraining. Es strafft die Vagina und beugt beispielsweise Gebärmuttersenkungen vor. Hebammen empfehlen hierfür auch das Training mit Vaginalkugeln. Sie werden eingeführt und massieren und trainieren den Beckenboden.

NEW! Kann ich den Geruch und Geschmack meiner Vagina verändern?

Einigen Nahrungsmitteln und Gewürzen haftet hartnäckig das Gerücht an, üble Gerüche dort unten zu erzeugen. Das unterstellt man z.B. dem Spargel, Knoblauch und Curry. Einen positiven Einfluss auf den Geruch und Geschmack der Vagina hat nach Erfahrungsberichten von einigen Frauen Ananassaft. Wer 1,5 Liter davon trinkt, soll die Wirkung riechen und schmecken können.

Ist die Klitoris bei allen Frauen gleich groß?

Ist sie nicht. Der sichtbare Teil der Klitoris ist bei einigen Frauen so klein, dass er gerade erkennbar ist, bei manchen Frauen dagegen knapp drei Zentimeter lang. Die durchschnittliche (sichtbare) Länge der Klitoris misst etwa zwei Zentimeter. Doch dieser mit dem Auge sichtbare kleine Hügel ist, anders als von der Wissenschaft lange angenommen, nur die Spitze der Klitoris, die gut zehn Zentimeter tief in den weiblichen Körper hineinreicht. Zum Staunen: 1824 dokumentierten französische Ärzte den Fall einer Frau mit einem rund zwölf Zentimeter großen Klitoriskopf – so groß, dass dieser ihr mitunter sogar den Geschlechtsverkehr unmöglich machte.

Verändern sich die Genitalien im Alter?

Die gute Nachricht vorweg: Sie können auch als 70-Jährige guten Sex haben. Die Möglichkeit zum Orgasmus ist immer da. Ich habe sogar schon oft in meiner Sprechstunde gehört, dass für Frauen ab dem 65. Lebensjahr die Sexualität am besten ist. Natürlich kommt es im Laufe der Jahre aber zu körperlichen Veränderungen der Geschlechtsorgane. Hier die wichtigsten:

- Durch den Östrogenmangel produziert die Scheide weniger Gleitflüssigkeit (Lubrikation) als in jungen Jahren. Zudem dauert es länger, bis die Scheide bei sexueller Erregung feucht wird. Zwei bis drei Minuten sind da keine Seltenheit. Das ist an und für sich nicht problematisch. Wichtig ist nur, dass Sie sich darauf einstellen. Falls die Scheide auch nach einiger Zeit der Stimulation nicht richtig feucht werden sollte, können Sie sich mit einer vaginalen Gleitcreme helfen. Diese bekommen Sie rezeptfrei in Apotheken.
- Mit dem Beginn der Wechseljahre verändert sich die Vaginalhaut insbesondere durch den Östrogenmangel. Sie bildet sich zurück, wird dünn und empfindlich. Folge: Der Geschlechtsverkehr kann anfänglich schmerzhaft sein. Wenn der Mann zu ungestüm oder zu früh eindringt, kann das die Vaginalhaut verletzen. Hier helfen Ihnen spezielle östrogenhaltige Salben (oder Zäpfchen). Durch das Östrogen, das kaum ins Blut gelangt, wird das Vaginalgewebe wieder voller und elastischer. Eine einwöchige Behandlung pro Quartal ist in der Regel ausreichend. Die östrogenhaltigen Präparate sind allerdings verschreibungspflichtig. Fragen Sie darum Ihre Gynäkologin oder Hausärztin danach.
- Die Scheide beginnt zu schrumpfen. Sie wird kürzer, dünner und verliert an Elastizität. Klingt nicht schön. Wenn sich diese Veränderung lustmindernd auswirkt, ist eine kurzzeitige Hormonbehandlung möglich. Wichtig

ist spätestens jetzt, dass Sie anfangen, Ihre Vaginalmuskulatur zu trainieren. Am besten durch gezieltes Beckenbodentraining, wie ich es zuvor bereits beschrieben habe (so als ob Sie den Harnstrahl unterbrechen wollen): 30-mal nacheinander die Beckenbodenmuskeln anspannen und wieder locker lassen. Und zwar dreimal täglich, sodass Sie auf 90 Kontraktionen am Tag kommen. Wichtig ist hierbei: Regelmäßig, das heißt täglich, üben. Übrigens: Von außen ist diese Übung nicht sichtbar.

- Insbesondere nach einem länger anhaltenden Geschlechtsverkehr kann es in den ersten Stunden danach zu einem Nachtröpfeln beim Wasserlassen kommen. Ursache: Die stoßenden Bewegungen des Penis reizen die Harnröhre und Harnblase mechanisch. Diese Reaktion ist jedoch vollkommen normal und braucht keiner Frau peinlich zu sein. Durch die oben erwähnte Vaginalcreme sowie durch sanftere Stellungen, bei denen die Frau vielleicht oben sitzt und die Heftigkeit des Stoßes selbst bestimmt, kann das ungewollte „Feuchtwerden danach" verhindert werden.
- Die meisten sexuellen Probleme von Frauen entstehen als Folge der schwindenden Bereitschaft des Mannes. Ältere Frauen neigen dann eher dazu, ihre sexuellen Bedürfnisse zu verleugnen, als sich selbst zu befriedigen. Wenn Sie Lust auf Sex haben, dann stehen Sie dazu. Jeder Mensch hat diese Bedürfnisse!

Was sind eigentlich die Döderlein-Stäbchen?

Die Wände der Scheide sind mit einer besonders resistenten Schleimhaut ausgestattet, die viele übereinander liegende Zellschichten hat. Im Innern dieses Hohlorgans leben milchsäurebildende Bakterien, genannt Döderlein-Stäbchen. Sie sorgen für ein leicht saures Milieu und schützen so vor eindringenden Infektionskeimen.

Was ist das „Hymen"?

Ist der Fachbegriff für das Jungfernhäutchen. Bei Mädchen, die noch keinen Geschlechtsverkehr hatten, verschließt es teilweise den Eingang zur Scheide (Vagina). Normalerweise ist es von Natur aus durchlöchert, sodass bei den Monatsregeln das Blut abfließen kann. Nur ganz selten hat das Hymen keinerlei Öffnung und das Blut staut sich in der Gebärmutter, was Unterleibsschmerzen in monatlichen Abständen verursacht, ohne dass es zur Blutung kommt. Ein Gynäkologe bzw. eine Gynäkologin kann dieses Problem durch einen kleinen Eingriff beheben.

Sind Brust und Busen dasselbe?

Das glauben viele, und viele irren. Der Busen ist nämlich lediglich die Vertiefung zwischen den Brüsten.

HOT Haben Frauen mit großen Brüsten mehr Appetit auf Sex?

Es würde so nahe liegen... Aber aus wissenschaftlicher Sicht ist der Wahrheitsgehalt gleich null. Keine Untersuchung deutet auf einen solchen Zusammenhang hin. Und wo wir schon mal beim Thema sind, lohnt es sich, gleich mit einem weiteren Mythos aufzuräumen: Erregte Brustwarzen sind kein Indiz für eine sexuelle Erregung. Brustwarzen reagieren beispielsweise auch auf Temperaturveränderungen oder auf einen angenehmen oder unangenehmen Stoff auf der Haut. Bedeutet umgekehrt: Auch wenn die Brustwarzen einer Frau beim Sex nicht hart werden, kann sie sexuell höchst erregt sein. Wahr dagegen: Zwei bis sechs Prozent der Menschen haben einen dritten „Nippel".

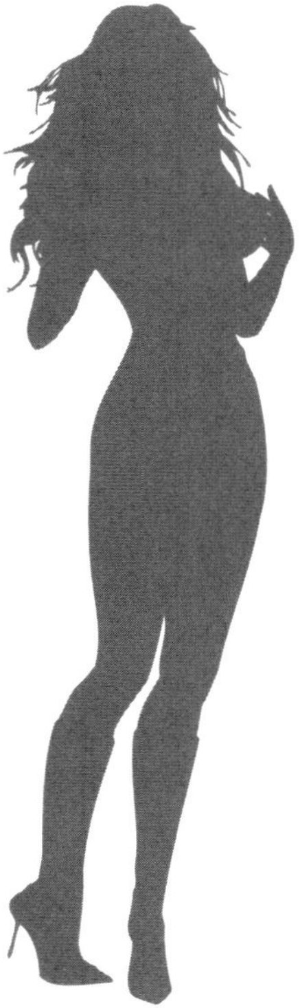

Produziert eine größere Brust mehr Milch?

Nein. In jeder weiblichen Brust – ob groß oder klein – befinden sich 15 bis 20 Drüsenläppchen, die für die Milchproduktion verantwortlich sind. Den Größenunterschied bestimmt die Menge an Fett- und Bindegewebe, das die Drüsenläppchen umgibt.

Leiern ohne BH die Brüste aus?

Nein, es gibt keine wissenschaftliche Untersuchung, die das belegt. Wenn die Brust zu hängen beginnt, ist das ein natürlicher Alterungsprozess.

Höhepunkte

Werden Frauen auch „steif"?

Lange Zeit glaubte man, dass nur der Mann eine Erektion haben kann. Heute ist man schlauer: Denn die weibliche Klitoris und die kleinen Schamlippen besitzen ebenfalls Schwellkörper. Die Klitoris enthält sogar mehr Schwellgewebe als der Penis! Frauen werden also auch „steif", wenn sie sexuell erregt sind, nur weniger offensichtlich.

Das ist medizinisch gesehen auch logisch. Im Mutterleib, zum Beginn einer Schwangerschaft, ist beim Baby noch kein Geschlechtsteil differenziert. Erst im Laufe der Entwicklung im Mutterleib entstehen der Penis oder die Vagina. Theoretisch (und praktisch kommt es auch bei „Unfällen" der Natur vor) kann das äußere Geschlecht des Babys noch beeinflusst werden (natürlich nicht das „wirkliche“, das ist genetisch bestimmt: XX sind Mädels, und XY sind Jungs).

NEW! Was genau passiert beim weiblichen Orgasmus?

Beim Orgasmus bildet die Vagina eine „orgastische Manschette“: Ihr äußeres Drittel zieht sich im Rhythmus von 0,8 Sekunden fünf- bis zwölfmal zusammen. Auch in Gebärmutter und Pomuskulatur kommt es zu rhythmischen Kontraktionen. Gleichzeitig erhöht sich bei vielen Frauen die Durchblutung der obersten Hautschichten auf ein Maximum, man nennt das „sex flush“.

Warum haben manche Frauen ein Problem, feucht zu werden?

Dafür kann es verschiedene Gründe geben. Zum einen ist es veranlagungsbedingt. Bei manchen Frauen bildet sich bereits nach wenigen Sekunden der Erregung Vaginalsekret (im Fachjargon Lubrikation), und bei anderen dauert es einige Minuten. Es gibt natürlich auch andere Gründe, weshalb die Lubrikation versagt. Eventuell ist mangelnde Erregung der Grund für Scheidentrockenheit. Und manchmal können auch organische Ursachen der Grund sein. So z. B. die Einnahme von Medikamenten, Infektionen oder die Wechseljahre. Nicht selten ist auch Diabetes ein Grund. Das kann aber ein Facharzt feststellen. Glücklicherweise gibt es spezielle Sexualgleitmittel, die für Abhilfe des Problems und damit für reibungslosen Sex sorgen. Wichtig bei der Auswahl: Gleitmittel sollten keine Fette enthalten, denn die greifen das Latex von Kondomen an und machen es durchlässig für Spermien und Krankheitserreger. Fettfreie Gleitmittel gibt es in der Apotheke und in Sexshops. Übrigens: Fettfreie Cremes für Gesicht oder Körper sind keine Alternative. Diese können die sensible Schleimhaut der Scheide reizen.

HOT Warum fühle ich mich beim Orgasmus „high"?

Liegt daran, dass sich während des Orgasmus im Gehirn die Bereiche für Angst und Sorge fast vollständig abschalten, wie eine Studie aus den Niederlanden ergab. Im Moment der Ekstase gehen bei vielen Menschen sogar Wahrnehmung und Kontrolle über den Körper kurzzeitig völlig verloren. Der Grund, warum man sich nach dem Orgasmus „high" fühlt, liegt aber nicht zuletzt auch an der Ausschüttung des körpereigenen Wohlfühlstoffs Dopamin. Er sorgt nämlich dafür, dass wir uns entspannt und rundum gut fühlen.

Eine weitere Studie, bei der mittels spezieller Apparate die Aktivitäten in den verschiedenen Hirnarealen gemessen wurden, zeigte, dass ein Orgasmus (auch beim Mann!) die gleichen Gehirnregionen stimuliert wie die Einnahme von Heroin!

Erleben alle Frauen den Orgasmus gleich intensiv?

Nein, Fakt ist, dass das Orgasmuserleben sich von Person zu Person so stark unterscheidet, dass Sexualwissenschaftler sogar von einem orgasmischen Fingerabdruck sprechen.

Können alle Frauen einen Orgasmus erleben?

Bis ins 20. Jahrhundert behaupteten einige Wissenschaftler, Frauen könnten überhaupt keinen Orgasmus empfinden. In früheren Zeiten gab es sogar noch schlimmere Annahmen: Frauen, die beim Sex Zeichen eines Orgasmus zeigten, galten als vom Teufel besessen oder zumindest als verhext. Heute ist man klüger und vernünftiger. So weiß man inzwischen: Die Orgasmusfähigkeit der Frau liegt zu etwa einem Drittel in den Genen.

HOT Wie kommen die meisten Frauen zum Orgasmus?

Größtenteils durch die Stimulation der Klitoris, ob vom Partner oder von eigener Hand. Es ist sogar so, dass nur etwa 30 Prozent der Frauen allein durch die Penetration des Penis einen Orgasmus erleben können. Durchaus normal daher, dass sich viele Frauen beim Sex mit dem Partner zumindest gelegentlich selbst stimulieren. Nach meinen Zahlen tut es mehr als jede zweite Frau. Scham oder Peinlichkeitsgefühle sind deswegen keineswegs angebracht. Eher im Gegenteil: Denn für viele Männer ist es ganz sexy mitzuerleben, wie die Frau ihre Lust selbst befriedigt.

Gibt es auch Frauen, die niemals einen Orgasmus haben?

Ja, und gar nicht wenige. Schätzungsweise sind es zehn bis 30 Prozent der Frauen, die nur selten oder nie einen Orgasmus beim Sex haben.

HOT Welche Position stimuliert die Klitoris am besten?

Im Grunde jede, die für eine entsprechende Reibung und Erregung der Klitoris sorgt. Probieren Sie es selbst aus!

Habe ich nur „guten Sex“, wenn ich einen Orgasmus erlebe?

Es gibt Erhebungen, bei denen 40 bis 50 Prozent der Frauen erklärten, dass sie auch ohne regelmäßigen Orgasmus zufrieden mit ihrem Sexleben seien. Eine Studie der Berliner Charité kommt zu dem Schluss, dass die Zufriedenheit weniger mit dem Orgasmus zu tun hat als vielmehr mit Vertrauen und Kommunikation. Heißt aber nicht, dass Frauen in ihrem Sexleben ganz auf einen Orgasmus verzichten könnten.

NEW! Haben alle Frauen einen G-Punkt?

Sie haben ihn zwar, aber: Viele Frauen können ihn überhaupt nicht finden! Es ist eigentlich auch gar kein Punkt, sondern eine Zone, die sich drei bis fünf Zentimeter hinter dem Scheideneingang an der Vorderseite der Vagina befindet. Am besten können Sie den G-Punkt mit dem Finger selbst ertasten. Das Gewebe dort fühlt sich etwas rau und uneben an.

NEW! Gibt es eigentlich auch einen U-Punkt?

So nennt man eine bestimmte Stelle am Ausgang der Harnröhre (Urethra). Sie trägt ebenfalls dazu bei, das Vergnügen am Sex erheblich zu steigern.

Können alle Frauen durch Stimulation des G-Punkts einen Orgasmus erleben?

Wenn man dem Gynäkologen Ernst Gräfenberg, der den G-Punkt 1950 entdeckte, Glauben schenken möchte, ist dem so. Stimmt aber nicht. Nur 8,4 Prozent empfinden laut einer Studie eine Stimulation an dieser Stelle als erregend.

Ist der vaginale Orgasmus besser als der klitorale?

Würde ich der Theorie von Sigmund Freud anhängen, müsste ich jetzt mit „Ja“ antworten. Er vertrat nämlich die Auffassung: Nur wenn die Frau sich mit ihrer Rolle als Empfangende abgefunden habe, könne sie den vaginalen Orgasmus erleben. Der Orgasmus durch die Stimulation der Klitoris sei hingegen unreif, also quasi zweitklassig. Im Grunde sind aber beide Orgasmen dasselbe, wie die Sexualforscher William Masters und Virginia Johnson bereits in den 60er Jahren bewiesen haben. Die beiden Varianten des Höhepunkts unterscheiden sich kaum in punkto Empfindung.

Können Frauen auch ejakulieren?

Ein nasser Fleck auf dem Bettlaken. Wer hat's getan? Der Mann, ist doch klar. Ist es nicht! Auch bei Frauen kann auf dem Gipfel der Erregung eine glasig-milchige Flüssigkeit aus der Harnröhre spritzen oder tröpfeln. Kein Urin, wie lange angenommen, sondern ein Sekret, das dem der Prostata ähnelt. Es wird wahrscheinlich von Drüsen gebildet, die entlang der Harnröhre liegen. Nach Schätzungen erlebt jede dritte Frau gelegentlich diese feuchte Form des Orgasmus.

Saugt die Gebärmutter während des Orgasmus Spermien ein?

Dafür gibt es keine Beweise, lediglich eine These, die die Briten Robin Baker und Mark Bellis aufgestellt haben. Sie meinen, die Kontraktionen der Gebärmutter während des Orgasmus sorgen dafür, dass die Spermien regelrecht eingesaugt werden. Mehr noch – sie meinen sogar, der Orgasmus der Frau hat einzig zum Ziel, sich die Spermien des attraktivsten und genetisch besten Mannes auszuwählen.

Warum ist es für Frauen schwerer zu kommen?

Sicher liegt das auch daran, dass Frauen stimmungsbetonter sind als Männer. Belegt auch eine Untersuchung an der Berliner Charité: Der weibliche Orgasmus ist in erster Linie eine Frage des Sicheinlassens. Demnach können der Ort, die Situation, die eigene Stimmung und die des Partners und auch der Zyklus eine Rolle dabei spielen, ob Frauen einen Orgasmus bekommen oder nicht.

Wie stimulieren Frauen ihre Klitoris am besten?

Jede tut's auf ihre Weise. Und ich kann nur jede Frau ermutigen, ihre eigene Technik zu entwickeln. Dennoch gibt es einige Basics für eine gute Handarbeit. Frauen stimulieren ihre Klitoris mit den Fingern, meist mit kreisenden Bewegungen, und führen Gegenstände oder den Zeigefinger in die Vagina ein. Viele benutzen dabei auch Gleitgel, damit es besser flutscht. Die Handbrause ist auch beliebt, um mit warmem Wasser den Kitzler zu reizen. Besonders effektiv beim Auslösen angenehmer Gefühle sind Vibratoren. Sie haben das Format eines Penis und können durch die Vibration die Nervenenden an der Klitoris und in der Scheide besonders stark anregen, sodass es zu intensiven Höhepunkten kommen kann. Es gibt allerdings immer noch viele Vorurteile diesem Gerät gegenüber. Vor allem Männer sehen darin eine Art Konkurrent zum Penis.

HOT Was ist ein multipler Orgasmus?

Während Männer normalerweise frühestens zehn Minuten nach dem Orgasmus wieder „können“ (in der Regel junge Männer; mit fortschreitendem Alter kann das sogar Tage dauern), sind Frauen in der Lage, ohne Unterbrechung in kürzester Zeit mehrere, also multiple Orgasmen zu erleben.

Tatsächlich ist der „Superorgasmus“ aber eher selten: Bei einer amerikanischen Studie gaben nur 13 Prozent aller verheirateten Frauen an, dass sie schon einmal Höhepunkte in Serie erlebt hatten.

NEW! Wie kommen Frauen am besten zum Höhepunkt?

75 Prozent der Frauen kommen durch eine Kombination von vaginaler und klitoraler Stimulation am besten zum Höhepunkt – sowohl durch den Partner als auch durch Eigenstimulation, die auch im sexuellen Miteinander integriert sein kann. Das zeigte die Studie Stressless Sex der Expertinneninitiative „female affairs“.

Kann ich auch durch Analsex einen Orgasmus bekommen?

Es gibt Frauen, die allein durch Analsex einen Orgasmus erleben können, wohl aber nur sehr wenige. Ist so zu erklären: Da die Schließmuskeln Teil der Beckenbodenmuskulatur sind, bewirkt die „anale“ Stimulation, dass mehr Blut in den Beckenboden gelangt, also auch Vagina und Klitoris höchst erregt sind. Reicht bei manchen Frauen aus, um zum Orgasmus zu kommen. Die meisten Frauen brauchen aber beim Analsex gleichzeitig eine klitorale Stimulation, um einen Orgasmus zu erleben. Der kann aber dann auch besonders intensiv sein.

Wenn ich Sex hatte, spüre ich das noch eine halbe Stunde später. Wieso?

Während Penis und Hoden des Mannes schnell wieder zum Normalzustand zurückfinden, braucht eine Frau dafür etwas länger. Die Klitoris befindet sich zwar schon nach zehn Sekunden wieder in Ruheposition, und die Schamlippen sind bereits nach 15 Sekunden weniger stark durchblutet. Die Scheidenwände nehmen aber erst nach etwa 15 Minuten wieder ihre gewöhnliche Position ein, und der Gebärmutterhals ist noch nach einer halben Stunde geöffnet.

Ich habe gehört, dass ältere Frauen eher einen Orgasmus erleben als jüngere. Stimmt das?

Oftmals schon. Liegt aber vor allem daran, dass Frauen ab 35 ihren Körper besser kennen und aufgrund der Erfahrung genau wissen, wie sie ihre Bedürfnisse und ihre Lust befriedigen können. Auch sind reifere Frauen oftmals eher in der Lage, dem Partner ihre sexuellen Wünsche mitzuteilen oder diese beim Sex durchzusetzen. Das macht zufrieden. Erfahrungsgemäß steigt mit dem Alter auch die Orgasmusfähigkeit. Heißt, wenn eine Frau in jungen Jahren vielleicht nur selten einen Orgasmus bekommt, kann sie diese Fähigkeit mit zunehmendem Alter noch „lernen".

Kann sich die Erregungs- und Orgasmusfähigkeit im Alter verändern?

Ja. Frauen, die in der Jugend nicht zum Orgasmus kamen, sind nach der Geburt eines oder mehrerer Kinder oftmals schneller erregbar und können leichter einen Orgasmus bekommen. Das liegt an den Veränderungen im Beckenboden. Denn während der Schwangerschaft erhöht sich die Zahl der Kapillargefäße, die zum Becken führen. Und sexuelle Erregung wird eben auch durch die Durchblutung gesteuert.

Stimmt es, dass homosexuelle Frauen mehr Orgasmen haben?

Eine Studie zeigte tatsächlich, dass homosexuelle Frauen mehr Orgasmen haben als heterosexuelle. Als Gründe dafür nimmt man an, dass sich homosexuelle Partnerinnen langsamer erregen und beim Sex mehr miteinander sprechen. Darüber hinaus lassen sie einander auch genau wissen, was ihnen sexuelles Vergnügen bringt.

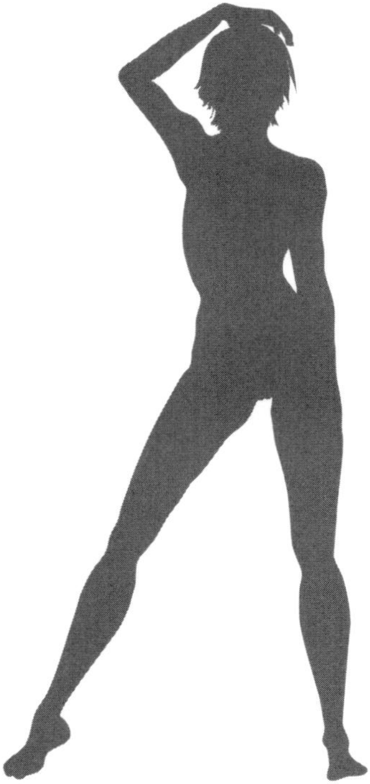

Verhütung

Kann man mit Coladuschen eine Schwangerschaft verhüten?

Das Gerücht hält sich hartnäckig, dass Vaginalspülungen mit Cola nach dem Geschlechtsverkehr eine Schwangerschaft verhüten können. Studien zufolge erfreut sich diese Methode besonders in Entwicklungsländern großer Beliebtheit. Doch funktioniert sie auch? Um das herauszufinden, wurden an der Harvard Medical School Spermien sowohl in einem Glas herkömmlicher Cola als auch in der Diätversion gebadet. Ergebnis: Nach einer Minute waren in beiden Gläsern alle Spermien bewegungsunfähig. Die

Diät-Cola war allerdings noch fünfmal wirkungsvoller als die klassische Cola. Aber: Auch in einem Glas Cola können Spermien überleben. Das Erfrischungsgetränk hat nämlich keine spermizide Wirkung, kann die Spermien also nicht abtöten. Auch zu bedenken: Die Spermien können sich in Nischen befinden oder auch so tief in der Vagina, dass sie für Vaginalduschen unerreichbar sind und so zu einer Schwangerschaft führen können.

Wie verhüten die meisten Frauen?

Mit der Pille. In Deutschland nehmen rund sechs Millionen Frauen die Antibabypille. Davon sind mehr als die Hälfte unter 30 Jahren. Hauptargument für die Pille ist vor allem ihre Sicherheit in der Verhütung. Aber auch die Praktikabilität und Einfachheit in der Anwendung sind ein Grund für die Wahl dieser Verhütungsmethode. Trotzdem befürchten viele Frauen, durch Anwendungsfehler, durch das Zusammenwirken mit anderen Medikamenten oder durch den Wirkungsverlust nach Erbrechen oder Durchfall auch trotz Pille schwanger zu werden.

NEW! Was bedeutet der Pearl Index in der Verhütung?

Der sogenannte Pearl Index drückt die Sicherheit eines Verhütungsmittels aus: Wie viele Frauen von 100 wurden in einem Jahr bei regelmäßigem Geschlechtsverkehr mit Benutzung eines bestimmten Verhütungsmittels schwanger? So liegt beispielsweise der Schutz der Antibabypille bei einem Pearl Index von knapp 1, des Kondoms bei 3 bis 10, des Diaphragmas und der spermienhemmenden Cremes bei 6 sowie der fruchtbarkeitsbedingten Enthaltsamkeit bei etwa 10. Wird mit den Methoden allerdings geschlampt – die Pille nicht regelmäßig geschluckt oder das Kondom falsch entrollt –, steigt die Schwangerschaftsrate. Wer keinerlei Empfängnisverhütungsmethoden benutzt, hat im gleichen Zeitraum eine Chance von 85 Prozent, schwanger zu werden.

Schwanger trotz Pille, geht das?

Obwohl die Pille zu fast 99 Prozent vor einer Schwangerschaft schützt, ist da ein Prozent Restrisiko. Aber wie kann es zu einer Schwangerschaft trotz korrekter Anwendung kommen? Eine amerikanische Studie hat kürzlich gezeigt, dass vor allem Frauen, die einige Pfunde mehr auf die Waage bringen, gefährdet sind, trotz Pille schwanger zu werden. Und zwar, weil die Östrogendosis für die Damen zu gering war. Die betroffenen Studienteilnehmerinnen wogen mehr als 70,5 Kilo. Besonders klar zeigte sich das bei den modernen, extrem niedrig dosierten Pillen mit weniger als 35 Mikrogramm Östrogen (Ethinylestradiol). Unter den Frauen, die eine solche Pille nahmen, wurden die schwereren 4,5-mal so häufig schwanger wie die Frauen mit weniger Pfunden. Bedeutet für Verwenderinnen, die etwas mehr wiegen, auf eine höher dosierte Pillensorte zurückzugreifen. Welche in Frage kommen, sollten Sie mit Ihrer Gynäkologin bzw. Ihrem Gynäkologen besprechen.

Macht die Pille dick?

Da die Pille dem Körper eine Schwangerschaft vortäuscht, kann es durchaus sein, dass die Frau an Gewicht zulegt. Manche Frauen reagieren besonders sensibel auf den Östrogengehalt in der Pille und nehmen demzufolge zu. Lässt sich nur vermeiden, indem man auf Pillenpräparate zurückgreift, die einen geringeren Östrogenanteil enthalten, oder die komplett östrogenfreie Minipille wählt. Sie enthält zwar mehr Gestagen, wirkt aber ebenso zuverlässig. Nachteil: Die Minipille verlangt von ihren Verwenderinnen einen strengen Zeitplan: Man muss sie täglich nahezu zur gleichen Uhrzeit einnehmen. Wird die Zeit um mehr als drei Stunden überschritten, sind Sie in diesem Zyklus nicht geschützt. In diesem Fall sollten Sie die Packung bis zu Ende nehmen und anders verhüten, z. B. mit einem Kondom.

Bin ich vom ersten Tag an geschützt, wenn ich die Pille nehme?

Ja, sofern Sie innerhalb der ersten drei Tage der Regelblutung anfangen.

HOT Ist die Pille luststeigernd?

Manche Patientinnen berichten, sie hätten mehr Lust auf Sex durch die Pille, und andere sagen, die Lust sei durch die Pilleneinnahme weniger geworden. Warum, ist nicht bekannt. Wenn Ihre mangelnde Lust Ihnen Frust beschert, sollten Sie mit Ihrer Gynäkologin oder Ihrem Gynäkologen einen Präparatwechsel besprechen. Möglicherweise lässt sich die Luststörung so beheben.

Kann ich die Pille auch ohne Rezept bekommen?

Nein, in Deutschland jedenfalls nicht. Das Rezept für die Pille gibt es hierzulande nur durch den Arzt oder die Ärztin. Ist auch sinnvoll. Denn er oder sie muss vor der ersten Verordnung sicherstellen, ob medizinische Gründe gegen eine Pilleneinnahme sprechen. Des Weiteren sind regelmäßige Kontrollen nötig (Kosten übernimmt die Krankenkasse), damit ein Abstrich vom Gebärmutterhals gemacht werden kann. Wichtig, weil sich krebsverdächtige Veränderungen so frühzeitig erkennen lassen.

Bekomme ich von der Pille Pickel oder fettige Haare?

Durch die Pille verändert sich das ganze hormonelle Gefüge. Haut und Haare reagieren auf die Veränderung natürlich auch. Manchmal positiv, mit einem schöneren Hautbild und fülligerem Haar, und ein andermal durch das Auftreten von Pickeln und fettigem Haar. Das ist individuell ganz verschieden. Bei Problemen mit Pickeln können Gynäkologen aber auch ein Präparat mit anderem Gestagenanteil verordnen, das sich positiv auf Haut und Haare auswirkt. Diese Präparate setzen Frauenärzte auch gezielt ein, wenn die Patientin schon vor der Verordnung der Pille unter Akne leidet.

Kann die Pille Pigmentflecke verursachen?

Da die Hormone den Körper zu einer gesteigerten Produktion des Hautfarbstoffes Melanin anregen können, wächst auch das Risiko, mehr Pigmentflecke zu entwickeln.

Können Kopfschmerzen von der Pille kommen?

Manchmal schon. Wenn Sie häufiger unter heftigen Kopfschmerzen oder Migräneanfällen leiden, sollten Sie mit Ihrem Gynäkologen oder Ihrer Gynäkologin darüber sprechen. Möglicherweise kann ein Wechsel des Präparats für Abhilfe sorgen, andernfalls würde ich empfehlen, die Pille abzusetzen (und ein anderes Verhütungsmittel zu verwenden).

NEW! Bin ich bei Erbrechen oder Durchfall noch geschützt?

Müssen Sie sich innerhalb von vier Stunden nach Pilleneinnahme übergeben oder tritt innerhalb von fünf Stunden Durchfall auf, besteht kein sicherer Schutz. Abhilfe: in den nächsten zwölf Stunden eine weitere Pille nehmen, den Rest der Packung wie gewohnt. Bei der Minipille funktioniert das allerdings nicht!

HOT Rauchen und Hormone – ist das wirklich so schlimm?

Auf jeden Fall eine risikoreiche Verbindung. Ich will Ihnen sagen, warum: Östrogene aktivieren das Blutgerinnungssystem. Rauchen schädigt die Gefäßwände. Nimmt eine Raucherin die Pille, hat sie daher ein erhöhtes Thromboserisiko. Auch das Risiko für Herzinfarkt und Schlaganfall erhöht sich durch diese negative Kombination. Frauen über 35 Jahren rate ich deshalb von einer Pilleneinnahme ab. Alternativ stehen noch die folgenden Verhütungsmethoden zur Auswahl:

- Hormonelle (Gestagen), z. B. mit neuer Minipille, Verhütungsstäbchen, Hormonspirale
- Mechanisch, z. B. mit Kondom, Diaphragma
- Spirale, etwa mit T-Spirale oder Kupferspirale
- Chemisch, z. B. mit Scheidenzäpfchen, Vaginalfilmen
- Operativ: Sterilisation der Frau oder des Mannes. Beim Mann ist es einfacher und komplikationsloser, da sich die Samenleiter im Hodensack, der gut von außen erreichbar ist, befinden.

Was soll ich vor Operationen tun?

Wegen des erhöhten Thromboserisikos sollten Sie die Pille vier bis sechs Wochen vor geplanten größeren Eingriffen absetzen. Das gilt nicht unbedingt für kleinere Eingriffe wie eine Mandeloperation. Wichtig: Hören Sie nicht auf eigene Faust mit der Pille auf, sondern sprechen Sie mit dem

Haus- oder Frauenarzt über das Thromboserisiko, und informieren Sie die Ärzte im Krankenhaus, dass Sie die Pille nehmen.

HOT Erhöht die Pille das Krebsrisiko?

Bei Frauen, die die Pille nehmen oder genommen haben, wird Brustkrebs in der Tat etwas häufiger diagnostiziert. Allerdings können die Hormone keinen Brustkrebs verursachen, jedoch kleine Tumoren in ihrem Wachstum beschleunigen. Weil Ärzte die Brust bei der halbjährlichen Routinekontrolle sehr gründlich untersuchen, werden Tumoren meist in einem Stadium mit guten Heilungschancen entdeckt. Dagegen schützt die Pille vor Gebärmutterhalskrebs und wahrscheinlich auch vor Tumoren der Eierstöcke.

HOT Macht die Pille unfruchtbar?

Die Verhütung mit Hormonen hat keinen negativen Einfluss auf die spätere Fruchtbarkeit. Allerdings kann es nach Absetzen der Pille drei bis sechs Monate dauern (oder sogar länger), bis sich Zyklus und Eisprung wieder eingependelt haben.

Wann ist es Zeit für eine Pillenpause?

Für eine Unterbrechung der Pilleneinnahme gibt es eigentlich keinen Grund. Und wenn Sie vor einer unerwünschten Schwangerschaft sicher geschützt sein wollen, ist die Pille die sicherste Verhütungsmaßnahme. Dank der niedrigen Hormonmengen können Sie alle Pillen, die heute verschrieben werden, über Jahre, sogar Jahrzehnte ohne größere Gefahr einnehmen. Grund für eine Pillenpause ist aber z. B. ein zunehmender Widerwille gegen die Pille. Dann sollten Sie mit Ihrem Gynäkologen oder Ihrer Gynäkologin über andere Verhütungsmethoden sprechen.

Ist der Babycomputer genauso sicher wie die Pille?

Verlassen Sie sich besser nicht darauf. Verhütungscomputer, die den Hormonspiegel im Zyklus per Urintest messen, geben eine Sicherheit von 94 Prozent an. Das heißt, von 100 Frauen, die nach dieser Methode verhüten, wurden sechs schwanger. Vorteil ist natürlich, dass die Verhütung „ohne Chemie“ stattfindet. Ist aber auch nicht billig. Der Computer kostet in der Einmalanschaffung ca. 800 Euro, und Sie müssen jeden Monat die Teststäbchen für den Urintest kaufen. Außerdem gibt es Babycomputer, die nach dem Prinzip der Temperaturmessung arbeiten. Vorteil: Ist schneller und einfacher als die klassische Temperaturmessung mit Fieberthermometer und Kurvenschreiben, aber auch teurer. Vordrucke für Temperaturkurven gibt's dagegen schon für rund einen Euro (in Frauenarztpraxen und Apotheken sowie bei Familienplanungszentren und bei Pro Familia). Verhütung nach dem Prinzip der natürlichen Familienplanung (NFP) können aber nur Frauen praktizieren, die

- einen Zyklus ohne starke Schwankungen haben
- einen regelmäßigen Lebensrhythmus pflegen
- weder in den Wechseljahren sind noch stillen, keine Hormonpräparate oder bestimmte Antibiotika nehmen, die den Hormonhaushalt beeinflussen, wie etwa Tretrazykline
- bereit sind, an den fruchtbaren Tagen konsequent auf ungeschützten Verkehr zu verzichten
- Selbstdisziplin haben und bereit sind, Zeit zu investieren.

Wie sicher ist es, nach Temperaturmessung zu verhüten?

Zwar ist an den Tagen des Eisprungs die Körpertemperatur um bis zu 0,5 Grad Celsius erhöht, doch können dafür auch andere Gründe als der Eisprung vorliegen, etwa ein leichter Infekt. Wenn Sie sich nur an der Messung der Körpertemperatur orientieren, ist diese Methode äußerst unsicher (der Pearl Index liegt bei 10 bis 35). Optimieren – bis zu einem Pearl Index von 3 – können Sie diese Art der Verhütung durch ein gewissenhaftes Studium des Muttermundschleims. Bis zum Eisprung ist er cremig und weißlich; kurz vor dem Eisprung wird er flüssiger und klarer (er erinnert an rohes Eiweiß), dabei bilden sich spinnbare „Fäden", wenn man ihn zwischen Daumen und Zeigefinger analysiert. Nach dem Eisprung wird der Schleim wieder trüber und flockig.

Sind Scheidenzäpfchen schädlich?

Bei gelegentlichem Einsatz sicher nicht. Die häufige Verwendung solcher chemischer Präparate kann allerdings die Scheidenschleimhaut reizen. Dasselbe gilt auch für all die anderen Gels, Schäume und Schwämmchen, die der Markt so bietet. Ist aber noch nicht alles: Scheidenzäpfchen & Co. gelten als wenig sicher und sollten darum immer in Verbindung mit Kondomen angewandt werden.

Ich fühle beim Sex mit Kondom kaum etwas. Gibt es andere mechanische Verhütungshilfen?

Sie können es mit einem Diaphragma oder einer Portiokappe versuchen. Das Diaphragma bildet in der Scheide eine Art künstliche Wand, die Portiokappe wird als „Verschluss" auf den Muttermund gestülpt. Beide Verhütungsmittel müssen angepasst werden. Sie sind aber nur dann sicher, wenn zusätzlich noch eine Verhütungscreme benutzt wird. Nachteil: Es können allergische Reaktionen auf das Material (Latex) auftreten, außerdem Reizungen der Schleimhäute. Noch etwas zum Nachdenken: Diaphragma und Portiokappe fordern von den Anwenderinnen etwas Beschäftigung, weil sie kurz vor dem Verkehr eingesetzt werden müssen. Manche Frauen finden das lästig oder auch in Anwesenheit ihres Partners unangenehm.

NEW! Gibt es innovative Verhütungsmethoden?

Zwar nicht neu, aber doch relativ jung sind zwei Methoden, die auf hormoneller Basis verhüten und dafür konzipiert sind, das Leben der Anwenderinnen nicht nur sicher, sondern auch bequemer zu machen:

- Verhütungspflaster: Seine Maße: etwa zwei bis drei Zentimeter. Sein Inhalt: Gestagene und Östrogene, wie bei der Pille, die über die Haut aufgenommen werden. Plus: keine Magen-Darm-Belastung. Anwenderinnen benötigen eine Packung mit drei Pflastern pro Zyklus. Drei Wochen lang wird der Aufkleber wöchentlich gewechselt, dann wird eine Woche pausiert. In dieser Zeit setzt eine Abbruchblutung ein. Das Pflaster wird auf Bauch, Oberkörper (außer dem Brustbereich), Po oder die Außenseite des Oberarms geklebt. Vorteil: Die „Gepflasterten" müssen nur einmal wöchentlich an die Verhütung denken und sind genauso sicher vor einer Schwangerschaft geschützt wie durch die Einnahme der Pille.
- Hormonring: Nicht neu, aber anders. Er verhindert den Eisprung so zuverlässig wie die Pille: zu 99 Prozent. Das haben Tests mit 2.300 Frauen gezeigt. Weil die Hormone Gestagen und Östrogen vom Scheidenring direkt über die Schleimhäute ins Blut gelangen, kommt der Ring mit besonders niedrigen Hormondosen aus. Er wird wie ein Tampon in die Scheide

eingesetzt und bleibt dort drei Wochen, bis er entfernt wird (Zeigefinger in den Ring einhaken und herausziehen). Dann setzt, wie bei der Pille, nach etwa drei Tagen eine sogenannte Entzugsblutung ein. Und wenn man vergisst, den Ring pünktlich zu entfernen? Nicht schlimm: Die empfängnisverhütende Wirkung hält insgesamt mindestens vier Wochen an. Am Ende der Blutung (genau eine Woche nach dem Entfernen) muss ein neuer Ring eingesetzt werden. Das darf man dann allerdings nicht vergessen. Alles andere als bequem: Etwa fünf Prozent aller Frauen hatten bei den Tests Probleme mit Scheidenreizungen oder Ausfluss, einige klagten wie bei der Pille über Kopfschmerzen und Übelkeit. Zudem spürten nicht wenige Paare einen Fremdkörper beim Sex, obwohl der Ring dünn und biegsam ist (misst im Durchmesser ca. fünf Zentimeter). Wenn der Ring stört, kann er aber ohne weiteres herausgenommen werden, bevor man miteinander schläft. Der Schutz bleibt drei Stunden lang vollständig erhalten.

Was ist ein Femidom?

Hierbei handelt es sich um das „Kondom der Frau", das die gesamte Scheide mit Latex auskleidet. Es wird allerdings nur von wenigen Frauen benutzt. Im Vergleich zum normalen Kondom hat das Femidom den Vorteil, dass es bereits längere Zeit vor dem Sex installiert werden kann.

Muss ich verhüten, wenn ich stille?

Auf den bekannten Ausspruch „Stillen ist die beste Verhütung" sollten Sie sich auf jeden Fall nicht verlassen. Das ist nämlich ein Ammenmärchen. Wenn Sie Lust auf Sex haben, sind Kondome die beste Wahl für die Verhütung. Sie lassen sich sofort nach der Geburt anwenden und haben keinen Einfluss auf die Muttermilch.

Was leistet die Unfall-Pille?

Versagt die Verhütung, gibt es eine SOS-Hilfe: die „Pille danach". Es handelt sich um zwei Tabletten, die bis zu 72 Stunden nach dem Geschlechtsverkehr zusammen eingenommen werden können. Diese spezielle Hormonkombination kann das Einnisten einer befruchteten Eizelle verhindern. Die „Pille danach" gibt es bei den Sexualberatungsstellen umsonst. Die Nebenwirkungen sind Übelkeit, Unterleibsschmerzen, Erbrechen, Müdigkeit und Blutungsanomalien. Diese möglichen Begleiterscheinungen sind einem späteren und sehr viel heftiger beeinträchtigenden Schwangerschaftsabbruch – ob nun durch Medikamente oder einen Eingriff – in jedem Fall vorzuziehen.

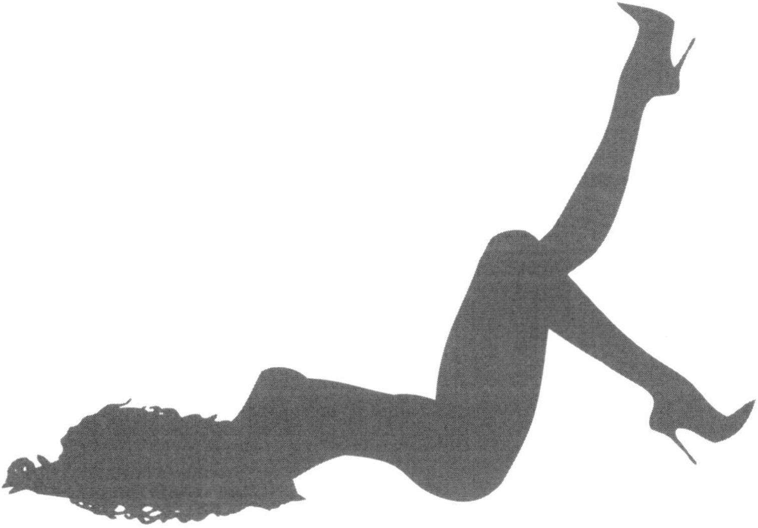

Schwangerschaft

Kann ich mit 45 noch schwanger werden?

Die Wahrscheinlichkeit einer Schwangerschaft sinkt mit zunehmendem Alter, denn der Eisprung wird unregelmäßiger und seltener. Aber eine Frau kann so lange schwanger werden, bis ihre normale Regelblutung endgültig aufhört (Menopause).

HOT Kann man während der Periode schwanger werden?

In den 70ern befassten sich Jugend-Aufklärungsreihen noch mit Fragen, ob man schwanger werden kann, wenn man mit einem nassen Badeanzug bekleidet einen Jungen küsst. Das ist definitiv nicht so. Aber diese Frage hier ist nicht ganz eindeutig zu beantworten. Zunächst einmal steht nicht jede Blutung mit der Monatsblutung in Zusammenhang. Manche Frauen haben auch leichte Blutungen während des Eisprungs (Ovulation), und dann ist es ein Leichtes, schwanger zu werden. Auch dann der Fall, wenn Frauen einen kurzen Menstruationszyklus von ca. 21 Tagen haben. Dann könnte sie am siebten Tag ihres Zyklus einen Eisprung haben. Wenn die Periode der Frau also sieben Tage andauert, ist es möglich, dass der Eisprung kurz auf die Periode folgt, und dann ist eine Schwangerschaft natürlich durchaus möglich. Zu abstrakt? Also, es ist unbestritten einfacher, „safer sex“ zu praktizieren.

Kann man auf einem öffentlichen Toilettensitz schwanger werden?

Selbst wenn dieser voller Sperma ist, ist das eigentlich nicht möglich. Denn Spermien sind nicht imstande, die Beine hinauf bis zur Vagina und weiter bis zur Gebärmutter zu robben.

Kann ich von Oralsex auch schwanger werden?

Nicht schwanger, aber krank! Denn auch über oralen Verkehr können Sie sich mit Hepatitis-Viren, Herpes oder auch HIV infizieren. Die Wahrscheinlichkeit ist zwar wesentlich geringer als beim Vaginal- oder Analverkehr (hier die höchste Ansteckungsgefahr, wegen der vielen kleinen Verletzungen in der Schleimhaut), aber sie ist gegeben!

Wechseljahre

NEW! Pferdeöstrogen soll ein Wundermittel gegen Wechseljahresbeschwerden sein. Stimmt das?

Erfahrungen von betroffenen Frauen haben tatsächlich gezeigt, dass Pferdeöstrogen das Befinden in den Wechseljahren bessert. Wen's nicht stört: Das Hormon stammt aus dem Urin trächtiger Stuten.

NEW! Kann ich Östrogencreme auch als Gleitmittel benutzen?

Besser nicht, Ihr Partner könnte dadurch nämlich Beschwerden bekommen. Denn beim Geschlechtsverkehr verteilt sich die Östrogencreme auch auf seinem Penis. Das kann bei Männern zu Kopfschmerzen und erhöhtem Blutdruck führen. Das war's dann für Sie mit dem netten Abend ...

HOT Was hilft am besten gegen die sexuelle Unlust in den Wechseljahren?

Nach meinem Wissen bringt eine Kombination aus Östrogen und Androgen (Testosteron) die besten Ergebnisse, um die Libido zu steigern. Denn Frauen brauchen nicht nur Östrogen, sondern oftmals fehlt ihnen in den Wechseljahren auch das männliche Hormon Testosteron. Schließlich tragen Mann und Frau immer beide Hormone in sich. Durch die Kombination werden weibliche und männliche Hormone ergänzt. Je nachdem, wie viel von jedem Hormon der Körper benötigt, kann er bei Bedarf das Androgen durch körpereigene Enzyme auch in Östrogen umwandeln und ihm so eine höhere Östrogenzufuhr ermöglichen. Frauen, die an „Unlust" leiden und einen erniedrigten Testosteronspiegel haben, gebe ich manchmal Testosterongel. Dieses wird jeden Morgen nach dem Duschen auf dem Bauch aufgetragen. In der Regel reicht ein Zehntel der Menge, die wir Männern geben. Solche Hormongaben müssen aber unter engmaschiger ärztlicher Kontrolle erfolgen! Diese Anwendung ist „Off-Lable". In den USA wird ein Testosteronpflaster bald die Zulassung für jene Frauen bekommen, die aufgrund von Operationen an den Eierstöcken unter sexueller Unlust leiden.

Pille, Pflaster oder Creme, in welcher Form wirken Hormone am besten?

Das Nonplusultra ist Untersuchungen zufolge die Hormoncreme, da sie über die Haut aufgenommen werden kann und nicht die Magen-Darm-Zone passieren muss.

NEW! Welche Wirkstoffe bietet die Natur, um Beschwerden im Klimakterium zu lindern?

Hier hat die Phytotherapie einige bewährte Substanzen im Angebot.

So etwa

• Traubensilberkerze: bei Hitzewallungen und Schlaflosigkeit.

• Sojabohne: erspart Japanerinnen Wechseljahresprobleme. Vielleicht aber auch nur in Verbindung mit dem fernöstlichen Lebensstil?

• Mönchspfeffer: für hormonelles Gleichgewicht.

• Salbei: gegen die Schweißausbrüche in den Wechseljahren. Kann bei Überdosierung allerdings auch auf den Magen schlagen.

• Frauenmantel: uraltes und beliebtes Heilkraut in der Frauenheilkunde, gern auch bei Zyklusunregelmäßigkeiten im Gebrauch. Gibt's aber nur als Tee.

• Ginkgo biloba: durchblutungsfördernd, stimuliert die geistige Leistungsfähigkeit.

• Ginseng: unterstützt das Immunsystem.

• Grüner Tee: enthält pflanzliche Östrogene und wirkt antioxidativ.

NEW! Hilft Akupunktur gegen Wechseljahresbeschwerden?

Patientinnen berichteten von einer Besserung der Wechseljahresbeschwerden durch Akupunktur. Aber auch andere alternativen Therapien, die der Entspannung dienen und die Zellen mit mehr Sauerstoff versorgen, haben gute Ergebnisse gezeigt. Dazu zählen auch Massagen, Chirotherapie und Tai Chi.

Können Sie mir natürliche Anti-Aging-Tipps geben?

Ich empfehle Ihnen, diese Punkte zu beherzigen:

• Nehmen Sie reichlich die Vitamine A, C und E zu sich. Sie sind vor allem in Obst und Gemüse enthalten. Mein Tipp: Vitamine in natürlicher Form einnehmen! Studien haben gezeigt, dass die in Obst und Gemüse enthaltenen Vitamine wesentlich besser als die aus Vitaminpillen stammenden aufgenommen und verwertet werden! Denn die natürlichen Antioxidanzien, also im Verbund mit den gesamten Inhaltsstoffen der Nahrung, kann der Körper viel besser verwerten als beispielsweise isolierte Wirkstoffe. Stellen Sie darum Ihre Ernährung entsprechend um.

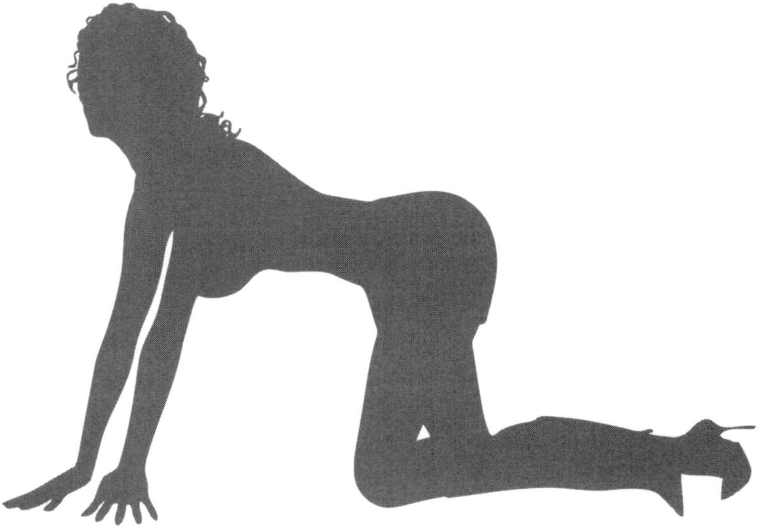

NEW! Was kann ich gegen PMS tun?

Wirklich viele Frauen haben regelmäßig mit dem Beschwerdekomplex des Prämenstruellen Syndroms, kurz PMS, zu kämpfen. Kurz vor der Regel leiden sie z.B. an Kopfschmerzen, Brustspannen oder seelischen Verstimmungen. Auslöser ist der absinkende Hormonspiegel während dieser Zykluszeit. In schweren Fällen der PMS rate ich zur Einnahme eines speziellen Hormonpräparats oder der Pille. Darüber sprechen Sie aber am besten mit Ihrer Gynäkologin oder Ihrem Gynäkologen. In leichteren Fällen des PMS hilft manchmal schon ein heißes Bad mit Lavendelöl. Langfristig können auch Entspannungstechniken, wie etwa Yoga, dazu beitragen, die Beschwerden des PMS zu lindern und Verkrampfungen zu lösen. Bewährt hat sich hier die Übung des „zusammengerollten Blatts". Geht so: Auf die Fersen setzen, den Oberkörper langsam nach vorn sinken lassen, bis die Stirn den Boden berührt. Dabei die Arme mit den Handflächen nach oben langsam nach hinten gleiten lassen. Die Brust liegt auf den Oberschenkeln. In dieser Haltung bleiben, solange sich das gut anfühlt.

Ich habe Schmerzen beim Sex, was kann der Grund sein?

Sex sollte nicht wehtun! Ist es doch der Fall, kann der Auslöser seelischer oder organischer Natur sein. Seelische Ursache kann beispielsweise mangelndes Vertrauen zum Partner sein. Oder Sextechniken, die man nicht mag, Angst vor Ansteckung oder einer ungewollten Schwangerschaft. All das kann eine Rolle spielen. Zu den körperlichen Ursachen: Wenn der Penis in der Scheide schmerzhaft anstößt, kann eine Senkung der Gebärmutter der

Auslöser sein. Da hilft eine Stellung, bei der die Gebärmutter nach oben rutscht – z. B. in Rückenlage mit einem Kissen unter dem Po. Brennen und Reiben in der Scheide beim Beischlaf deuten auf eine Infektion hin. Dann lieber schnell zum Gynäkologen gehen. Ein Druckgefühl im Becken kann auf Myome, Eierstockzysten oder einen Endometriose-Herd hinweisen. Bösartige Tumoren sind selten, sollten aber auf jeden Fall ausgeschlossen werden. Oft hängen Schmerzen beim Sex auch mit Scheidentrockenheit zusammen. Wenn mangelnde Erregung nicht die Ursache ist, kann ein Hormonmangel schuld sein. Oft sinkt der Hormonspiegel schon lange vor den Wechseljahren deutlich. Eine zu enge Scheide ist bei gesunden Frauen allerdings so gut wie nie der Grund für Schmerzen beim Sex, eher (wiederum vorwiegend seelisch bedingte) Verkrampfungen der Muskulatur.

HOT Wie erkenne ich eine Scheideninfektion?

Hierbei muss man zwischen einer durch Pilze und einer durch Bakterien verursachten Infektion unterscheiden. Die häufigere Form der Scheideninfektion ist der Vaginalpilz. Er macht sich meist durch Juckreiz und Brennen und manchmal auch durch krümeligen Ausfluss bemerkbar. Pilzinfekte lassen sich gut mit Scheidencremes oder -zäpfchen behandeln. Sie helfen mit Wirkstoffen wie Chlotrimazol, Econazol, Miconazol. Diese gibt's auch ohne Rezept für Frauen, die häufig wiederkehrende Infekte haben und die Symptome gut kennen. Sicherheitshalber sollte auch der Sexualpartner die Creme mehrere Tage (ich spreche hier von mindestens 14 Tagen!) lang auf Eichel und Penis auftragen. (Ansonsten gibt es den sogenannten „Pingpong"-Effekt. Ein Partner bekämpft die Infektion erfolgreich, steckt sich aber beim Geschlechtsverkehr beim anderen Partner wieder an. Und umgekehrt. Also immer gleichzeitig behandeln!). Ein dünnflüssiger, übel riechender Ausfluss spricht eher für eine bakterielle Infektion. Sie wird mit rezeptpflichtigen Tabletten behandelt und erfordert einen Arztbesuch. Sie können die Therapie selbst durch Scheidenzäpfchen mit Vitamin C unterstützen.

Vaginalpilz – peinlich oder die normalste Sache der Welt?

Pilzinfektionen sind ein häufig anzutreffendes Übel, und manche Frauen haben immer wieder mit dieser Art Infektion zu tun. Den meisten betroffenen Frauen ist ein Pilz peinlich. Warum eigentlich? Schließlich hat jede Frau immer einige Vaginalpilzkeime im Körper. Zur Schwächung der Vaginalflora kann es z. B. durch Antibiotika oder auch die Pille kommen. Dann breiten sich die Keime massiv aus und verursachen eine Infektion.

Holt man sich einen Vaginalpilz durch Geschlechtsverkehr oder Untreue?

Nein – in der Regel nicht. Aber viele Frauen glauben das noch. Laut einer Umfrage (Gyn-Report) meinen rund 43 Prozent der Frauen, man hole sich einen Scheidenpilz durch Ansteckung beim Geschlechtsverkehr und in der Konsequenz durch Untreue (weil sie an der Treue ihres Partners zweifeln, der die Krankheit „eingeschleppt" hat, oder sie totschweigen, um nicht selbst in den Verdacht des Fremdgehens zu geraten). Hängt vielleicht mit der extremen Tabuisierung von Intimkrankheiten bei Frauen zusammen. In diesem Zusammenhang kann gleich mit einer weiteren Mär aufgeräumt werden. Einen Scheidenpilz holt man sich nicht – wie beispielsweise bakterielle Infektionen – durch Ansteckung in öffentlichen Bädern, Saunen oder auf der Toilette.

Kann auch mangelnde Hygiene die Ursache für einen Scheidenpilz sein?

Eher das Gegenteil ist der Fall. Zu häufiges Waschen mit „aggressiven" Wasch- und Duschlotionen schädigt die Scheidenflora, sodass das „gesunde Milieu" der Vaginalflora ins Ungleichgewicht kommt. Und das hat nicht selten zur Folge, dass sich die Pilzkeime ungehindert und rasch vermehren. Ergebnis dessen: eine Pilzinfektion!

NEW! Gibt es eigentlich auch „Weibliche Sexuelle Dysfunktion"?

Der Begriff FSD („female sexual dysfunction") wurde in Amerika geboren. Und seit kurzem ist er auch in einigen urologischen, aber auch gynäkologischen Praxen hierzulande gängig. FSD wird zwar als eigenständiges Krankheitsbild dargestellt, dient aber vielmehr als Oberbegriff verschiedener sexueller Störungen. So z. B. Orgasmusschwierigkeiten und Schmerzen beim Sex. Hier im deutschsprachigen Raum gibt es aber nur eine Hand voll ausgelesener Ärzte, die die Diagnostik und Therapie des FSD richtig beherrschen. Wichtig ist auch, dass der Arzt eng mit einem Psychosomatiker kooperiert, denn wenn keine organischen „Probleme" entdeckt werden, muss man auf anderer Ebene weitersuchen.

Kommt demnächst auch Viagra® für Frauen?

Gut möglich. Aber bislang gibt es noch kein „rosa Viagra". Aber die Pharmariesen forschen weltweit auf Hochtouren. Besonders fortgeschritten scheint der Kosmetikriese Procter & Gamble. Er entwickelte das Testosteronpflaster Intrisna, das sich Frauen auf den Bauch kleben können, um die Libido zu steigern. Ob das Pflaster hierzulande zugelassen wird, ist allerdings noch fraglich. In Amerika jedenfalls reichten der zuständigen Behörde FDA die firmenfinanzierten Studien nicht aus.

HOT Ich habe von einer neuen Lustdroge namens DHEA gehört. Was verbirgt sich dahinter?

Hinter der Abkürzung DHEA verbirgt sich die Substanz Dehydroepiandrosteron, die der Körper in die Sexualhormone Testosteron und Östrogen umwandelt. DHEA scheint bei Frauen die Libido zu steigern. Deshalb kommt die Substanz zunehmend als Lustdroge in Mode. Tatsächlich ist DHEA die derzeit einzige chemische Waffe gegen die meistbeklagte Störung der weiblichen Sexualität – die Lustlosigkeit. Ist auch logisch, denn bei Frauen wird das DHEA zum größten Teil in Testosteron umgewandelt. Hat die Dame einen Testosteronmangel, kann dieser durch die Einnahme von DHEA behoben werden, sodass die Libido wieder zunimmt. Entsprechende Tabletten sollten aber bitte nur unter engmaschiger ärztlicher Aufsicht eingenommen werden.

In diesem Zusammenhang lohnt es sich, auch eine weitere luststeigernde Erfindung zu nennen: PT-141, ein Wirkstoff, den das US-Pharmaunternehmen Palatin entwickelt hat. In Form eines Nasensprays gelangt er rasch direkt ins Gehirn und regt die Lust auf Sex an. Entdeckt wurde der Effekt bei Ratten. Weibliche Tiere, die mit PT-141 behandelt wurden, stellten alsbald den anwesenden Männchen nach. Beim Nasenspray für Menschen tritt die Wirkung nach etwa einer halben Stunde ein. Das Medikament befindet sich zurzeit in der klinischen Erprobung und könnte in einigen Jahren zugelassen werden.

Wann spricht man von Zyklusstörungen?

Das ist schwer zu definieren. Die Medizin geht von einem 28-Tage-Rhythmus im weiblichen Zyklus aus. Allerdings wurde in einer dänischen Studie vor einiger Zeit festgestellt, dass es gerade mal eine von hundert Frauen gibt, die einen solchen Zyklus hat. Daher fällt eine Länge von 24 bis 30 Tagen in den Rahmen eines normalen Zyklus. Normal ist auch, dass die Zeit zwischen den einzelnen Blutungen mal länger und mal kürzer ist. Von einer Zyklusstörung spricht man dann, wenn die Regel für längere Zeit oder auch ganz ausbleibt (Amenorrhoe).

HOT Was können die Gründe für die ausbleibende Regel sein?

Oft liegen sie im seelischen Bereich. Psychischer Dauerstress kann eine Ursache sein, aber auch Partnerschaftskonflikte, Identitätsprobleme, Ortswechsel oder ein Krankenhausaufenthalt. Manchmal verbirgt sich auch ein körperlicher Schutzmechanismus dahinter. Aus dem Krieg ist die sogenannte Notstandsamenorrhoe bekannt. Hochleistungssport oder ein zu niedriges Körpergewicht können ebenfalls zu einer Amenorrhoe führen (hier ist in der Regel zu wenig Körperfett vorhanden), ebenso bestimmte Medikamente.

Wie kommt es zu besonders starken Blutungen?

Ursachen für eine Hypermenorrhoe, so nennt man das Problem im Fachjargon, können lang anhaltender Stress sein oder Zyklen ohne Eisprung. Auch die Spirale, Myome oder eine Endometriose kommen als Auslöser in Frage. Auch gerinnungshemmende Medikamente bringen unter Umständen verstärkte Blutungen mit sich.

Was kann ich selbst für die Gesundheit meiner Brust tun?

Da kann ich die Aussage einer Kollegin des Brustzentrums an der Universität Kalifornien in Los Angeles zitieren: „Frauen, die bereits vor den Wechseljahren drei- bis viermal pro Woche Sport treiben, senken ihr Brustkrebsrisiko um etwa 40 Prozent. Grünes Gemüse – Kohl, Brokkoli, Spinat und grüne Bohnen – reduziert das Risiko ebenfalls."

Und hier noch ein paar Tipps, die Sie auch dabei unterstützen können, Ihre Brustgesundheit zu erhalten:

- Entwickeln Sie ein natürliches Verhältnis zu Ihrer Brust, dann spüren Sie auch regelmäßige, gewohnte und ungewohnte Veränderungen. Das geschieht meist eher zufällig – im Bett, bei der Liebe, in der Wanne oder beim Duschen. Sie müssen sich allerdings nicht ständig beobachten, als sei Ihre Brust Ihre ärgste Feindin.
- Setzen Sie sich mit Ihrem Leben, Ihren Wünschen und Zielen auseinander. Versuchen Sie Dinge anzupacken, die Sie erreichen wollen. Das Gefühl, das Leben bewusst und aktiv gestalten zu können, hilft Ihnen, sich mit Ihren Ängsten auseinanderzusetzen.
- Achten Sie auf eine möglichst unbelastete Umgebung – etwa bei Ihrer Wohnungseinrichtung oder Ihrer Kleidung. Verwenden Sie so viele unbehandelte oder wenig belastete Materialien wie möglich.
- Sorgen Sie für ausreichend tiefen Schlaf, denn im Schlaf macht Ihr Körper selbst zellzerstörende Substanzen unschädlich.
- Treiben Sie regelmäßig Sport bzw. bewegen Sie sich so viel wie möglich (wandern, tanzen, schwimmen, Rad fahren).
- Rauchen Sie nicht, und genießen Sie Alkohol nur in Maßen.

• Verwenden Sie reichlich ungesättigte Fettsäuren, wie sie etwa im Olivenöl vorhanden sind. Auch diese können sich positiv auf das Brustkrebsrisiko auswirken.
• Essen Sie abwechslungsreich – vor allem viel Obst und Gemüse. In ihnen steckt eine ganze Apotheke.
• Vermeiden Sie Diäten, reduzieren Sie echtes (!) Übergewicht.
• Tun Sie alles dafür, um sich in Ihrer Haut wohl zu fühlen. Denn seelisches Gleichgewicht stärkt die Immunabwehr.

HOT Kleine Sexstatistik

Wie oft tun es die Deutschen?

In Deutschland haben Paare durchschnittlich etwas weniger als zweimal pro Woche Sex. Nur ein Prozent der Deutschen zwischen 20 und 59 Jahren hat täglich Sex.

Sind die Deutschen Sexweltmeister?

Das würde uns alle stolz machen. Aber leider können wir uns diesen Titel nicht aufs Trikot bügeln. Anspruch darauf haben nach Auskunft des Atlas Sexualität Russland, Frankreich und die USA. Sie kommen im Jahr auf etwa 130 Schäferstündchen. Zum Vergleich: In Hongkong gibt es im gleichen Zeitraum z. B. nur 50 heiße Nächte. Deutschland teilt sich das obere Mittelfeld mit einigen anderen Ländern. Wie man es am liebsten macht und wo, ist ebenfalls von Land zu Land unterschiedlich, denn das Sexualverhalten wird vor allem von kulturellen Einflüssen und den Medien geprägt.

Wie lange brauchen Männer und Frauen bis zum Orgasmus?

Ich bin froh, dass Sie mir diese Frage stellen. Denn hierzu gibt es allerhand Erstaunliches zu berichten. Also, zunächst einmal muss ich Ihnen, liebe Damen, sagen: Die Runde geht an die Männer! Sie brauchen hierzulande im Durchschnitt drei bis vier Minuten bis zum Orgasmus (Frauen in der Regel mehr als die doppelte Zeit: fünf bis 22 Minuten). Anders in anderen europäischen Ländern! Da brauchen die Männer mehr Zeit bis zum Orgasmus. Im Durchschnitt sind es fünf bis acht Minuten! Woran es liegt, weiß man aber nicht. Und hier noch etwas Interessantes: Befragt man die Männer, wie lange sie ihrer Ansicht nach bis zum Orgasmus brauchen, antworten diese: im Durchschnitt 22 Minuten. Die Partnerinnen dieser „Hochleistungsdenker" gehen dagegen von der Hälfte der Zeit aus, also etwa elf Minuten. Die Stoppuhr (eine Studie von mir, wo die Partnerinnen viermal die Zeit von der Penetration bis zum Orgasmus messen mussten) blieb im Durchschnitt bei 3:34 Minuten stehen!

Wie lange dauert der Orgasmus beim Mann und bei der Frau?

Glückliche Frauen: Bis zu einer Minute dauert bei „ihr" der „kleine Tod", wie ihn die Franzosen umschreiben. Im Durchschnitt sind es aber etwa 15 Sekunden. Und beim Mann? Deutlich kürzer, im Durchschnitt etwa vier Sekunden.

Sex Talk: Paare fragen – Prof. Sommer antwortet

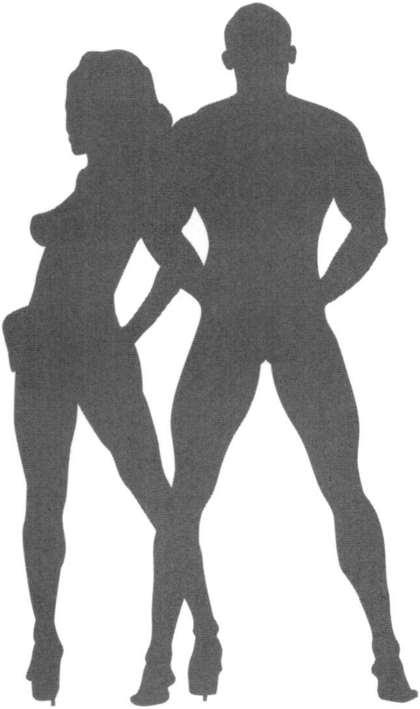

Woher kommt eigentlich das Wort Sex?

Sex ist ein englisches Wort und kommt vom lateinischen „sexus“. Es bedeutet Geschlecht. Deshalb wird „Sex“ in der Umgangssprache für Sexualität und Geschlechtsverkehr benutzt.

Hält Sex schlank?

Haben Sie zweimal täglich Sex, und ich lege mich auf ein „Ja“ fest. Denn pro Akt inklusive Orgasmus werden ca. 225 Kilokalorien verbrannt. Das entspricht etwa einem halben Big Mäc.

HOT Welches sind die ungewöhnlichsten Orte, wo sexuelle Begegnungen stattfinden?

Da lassen es die Deutschen nicht an Fantasie mangeln. Ihre favorisierten Plätze für Sex sind nach Umfragen

- auf der Küchenspüle
- im Auto
- in der Restauranttoilette
- am Strand und im Wasser.

NEW! Wie sieht der Penis in der Vagina aus?

Eine der ältesten Fragen, die die Wissenschaft beschäftigt. Dank exakter Bilder von Paaren, die zu Studienzwecken in einer Kernspinröhre Sex hatten, konnte man jetzt zeigen, dass sich der Penis nicht – wie lange angenommen wurde – kerzengerade in der Vagina befindet, sondern in seiner Form eher an einen Bumerang erinnert. Dabei konnte man auch feststellen, dass die Penisbasis im Körperinnern des Mannes einen Großteil seiner Länge ausmacht. Also sieht man in der Regel nur 66 Prozent der Penislänge außerhalb des Körpers.

WHAT? Haben „dumme" Menschen besseren Sex?

Ein Sprichwort will es wohl so. Aber was gilt als dumm? Das könnte man vielleicht noch am IQ festmachen. Aber spätestens bei der Frage „Was ist gut?" muss ich passen. Vielleicht können an dieser Stelle der Antwort die Ergebnisse einer Studie des Sexualwissenschaftlers Norbert Kluge mit dem Emnid-Institut weiterhelfen. Die Teilnehmer sollten angeben, welchen Schulabschluss sie besitzen und wie oft sie pro Woche Geschlechtsverkehr haben. Spitzenreiter sind die ehemaligen Realschüler: 62,2 Prozent haben mindestens einmal pro Woche Sex. Danach folgen die Akademiker mit 59,9 Prozent, Schlusslicht sind die ehemaligen Hauptschüler mit 37,6 Prozent.

Welche Stellung ist die beliebteste?

Wird von Männlein und Weiblein unterschiedlich beantwortet. Frauen mögen am liebsten die Löffelchenstellung. Sicher, weil diese Stellung beiden Partnern einen besonders intimen Genuss bringt und viele zärtliche Körperberührungen erlaubt. Der Mann hat so die Möglichkeit, Brust und Klitoris der Partnerin zu streicheln. Dann mögen die Frauen auch die Missionarsstellung. Hierbei kann der Penis den G-Punkt der Vagina besonders gut erreichen und zum Teil auch die Klitoris stimulieren. Auch ein Grund für diese Wahl: Die Partner können sich beim Sex ansehen, küssen und an weiteren erogenen Körperstellen liebkosen. Bei der drittliebsten Stellung sitzt die Frau rittlings auf dem Mann (sodass er ihren Rücken sieht). In dieser Position kann der Penis den G-Punkt ebenso gut erreichen wie die Klitoris. Bei den Männern kann ich es kurz machen: Für sie ist eigentlich jede Stellung die beste!

HOT Wie vermitteln sich Partner, was sie beim Sex mögen?

Gerne würde ich Ihnen jetzt sagen: Na, was denn schon, sie reden natürlich darüber. Ist aber nicht so! Denn die meisten Paare sind echte Gesprächsmuffel. Stattdessen teilt man sich ganz subtil seine Wünsche in Sachen Sex mit. Etwa mit führenden Händen, zielgerichteten Küssen oder rhythmischen Bewegungen des Körpers, wenn ihnen etwas besonders viel Vergnügen bereitet. Es geht auch noch subtiler: Manche lesen aus erotischen Büchern vor oder erzählen erregende Filmszenen nach. Beliebt ist auch, „zufällig“ einschlägige Zeitschriftenartikel aufgeblättert auf den Nachttisch zu legen, damit der Partner vielleicht von selbst darauf kommt, was man klasse findet. Bleibt mir nur festzustellen: Warum einfach, wenn's auch einfallsreich geht?

Sind die Deutschen glücklich mit ihrem Sexleben?

Ist nach aktuellen Untersuchungen wohl eher nicht der Fall. So z. B. nach der des Hamburger Sexualwissenschaftlers Gunter Schmidt über Partnerschaftsbiografien. Danach finden 41 Prozent der Befragten zwischen 30 und 60 Jahren maximal dreimal im Monat zueinander. Die Zeitschrift Psychologie heute sagt's klar und in einem Satz: 48 Prozent der Deutschen sind mit ihrem Geschlechtsleben unzufrieden. Kleiner Trost: Wir sind nicht die Einzigen auf der Welt, die Sex nicht in Superlativen leben. In einer großen US-Studie bekannte jede dritte Frau und jeder sechste Mann zwischen 18 und 59, dass sie im Jahr vor der Erhebung monatelang nur wenig Interesse an Sex hatten. Eigene Studien haben auch ergeben, dass wir vor 30 Jahren allem Anschein nach besseren und häufigeren Sex hatten. Nun ist die Aktivität in den letzten 30 Jahren auf ca. 25 – 30 Prozent (!) gesunken und die Zufriedenheit mit dem Sex auch noch.

NEW! Ist Sex der „Kitt" in Partnerschaften?

Darin sind sich Frauen und Männer einig: Ein gutes Sexualleben ist „sehr" wichtig, damit's in der Beziehung stimmt. Nach einer Sexstudie des Magazins Cosmopolitan würden sich sogar 56 Prozent der Befragten von ihrem Partner trennen, wenn der Sex schlecht wäre und der Partner nicht bereit wäre, etwas zu verändern. Interessant fand ich in dem Zusammenhang auch: Ein erfülltes Liebesleben ist deutschen Paaren sogar wichtiger als etwa Kinder in der Beziehung.

Können Menschen im Rollstuhl noch Sex haben?

Das hängt ganz vom Grad der Verletzung ab. Bei Männern unterscheidet man normalerweise zwei Arten von Erektionen, psychogene Erektionen, die durch sexuelle Gedanken hervorgerufen werden, und Reflexerektionen, die das Ergebnis direkten körperlichen Kontakts sind. Bei der psychogenen Erektion überträgt der Nervenstrang entlang der Wirbelsäule den Reiz zum unteren Ende der Wirbelsäule zu den Lendenwirbeln T10-L2. Wenn die Nerven nicht vollständig verletzt sind, haben Männer mit einem „geringen Grad" der Verletzung häufiger die Möglichkeit, eine psychogene Erektion zu entwickeln, als Männer mit vollständiger Verletzung der wichtigen Nervenbahnen. Reflexerektionen entstehen im Sakralbereich der Wirbelsäule. Viele Männer mit einer Nervenverletzung der Wirbelsäule können Reflexerektionen durch körperliche Stimulation bekommen, wenn dieser Übertragungsweg nicht beschädigt ist. Neuere Studien haben auch bewiesen, dass Gelähmte selbst dann einen Orgasmus erleben können, wenn sie nicht direkt an den Geschlechtsorganen stimuliert werden. Dafür sorgt der „Nervus vagus", ein Nerv, der sich vom Gehirn bis in den tiefen Beckenbereich erstreckt und unabhängig vom Rückenmark arbeitet. Beispiel: Eine Studienteilnehmerin wurde mit einem Vibrator im Nacken stimuliert und konnte dadurch einen Orgasmus erleben.

HOT Kann man sexsüchtig werden?

Oh ja! Das mag einem harmlos erscheinen, aber die Betroffenen leiden unter ihrer „Sucht" ebenso wie etwa Spielsüchtige. Die Zahl der Sexsüchtigen schätzt man auf ein bis sechs Prozent.

Wie erkenne ich, ob ich sexsüchtig bin?

Am ehesten, wenn sich bereits negative Auswirkungen auf Ihren Alltag bemerkbar machen. Wenn Sie spüren, dass das Verlangen Sie beherrscht und Sie nicht ruhen lässt, bis Sie Befriedigung gefunden haben. Vergleichbar mit einem Spieler, der an keinem Spielautomaten vorbeigehen kann, ohne eine Münze hineinzuwerfen. Auch wenn Sie einen Großteil Ihrer Arbeitszeit mit der Suche nach Sexseiten im Internet verbringen, gibt es Grund zur Sorge. Sexsucht ist darüber hinaus auch organisch erkennbar: An der Vanderbilt University, Tennessee, haben Forscher herausgefunden, dass Sexsüchtige sich biologisch und genetisch von gesunden Menschen unterscheiden. Bei bestimmten visuellen Reizen wird bei Sexsüchtigen der Frontalhirnlappen aktiviert, so wie bei Drogensüchtigen auch. Diese Reaktion bleibt bei gesunden Menschen aus. Und: Sexsucht hat nichts mit Liebe zu tun, sondern ist ein Zwangsverhalten, das oftmals medikamentöse Behandlung erfordert, aber auch unbedingt in psychotherapeutische Hände gehört.

Ist Selbstbefriedigung unnormal?

Um Himmels willen, nein! Insbesondere junge Menschen möchte man es aber immer noch glauben machen. Vielen wird schier Furchtbares prophezeit, wie: Selbstbefriedigung verursacht Stottern oder macht blind. Ebenso abenteuerlich wie unwahrscheinlich, dass Onanieren Haare auf den Handflächen wachsen lässt. Und ist man diesen Schicksalen glücklich entgangen, bleibt bei einigen Erwachsenen immer noch ein Gefühl, als seien sie nicht ganz normal, wenn sie z. B. täglich onanieren. Schluss damit! Selbst häufiges Onanieren ist völlig nebenwirkungsfrei und für die Potenz sogar gut. Und man ist in bester Gesellschaft: Laut einer Studie der Universität Bonn befriedigen sich 90 Prozent aller Männer und 86 Prozent aller Frauen regelmäßig selbst.

HOT Wovon träumen Männer und Frauen bei der Selbstbefriedigung?

Schatz, hast du das Gleiche geträumt wie ich? Seien Sie nicht betrübt, wenn die Antwort dann lautet: Nein! Denn Mann und Frau haben meistens nicht die gleichen Liebesfantasien! Die große Cosmopolitan-Sexstudie gibt uns etwas genauer Aufschluss darüber. Demnach träumen die meisten Männer davon, mit mehreren Partnern zugleich Sex zu haben. Und in den Köpfen der Damen geht es eher zu wie in den Rosamunde-Pilcher-Romanen: romantisch! Ob's stimmt? Immerhin waren das die häufigsten Antworten der 1.073 Männer und Frauen zwischen 20 und 30 Jahren, die in der Studie zu ihren sexuellen Fantasien interviewt wurden.

Was ist eigentlich Safer Sex?

Der Begriff meint das Praktizieren von geschütztem Sex, also die Verwendung eines Kondoms beim Geschlechtsverkehr, um sich vor Geschlechtskrankheiten zu schützen. Wurde zum geflügelten Ausdruck seit der Safer-Sex-Kampagne in den 80er Jahren, die von Gesundheitsbehörden auf der ganzen Welt initiiert wurde, um die rasante Ausbreitung des HI-Virus einzudämmen. Safer Sex ist derzeit aber leider nicht mehr so angesagt, vor allem bei Jugendlichen. Konsequenz daraus ist, dass die Infektionszahlen für Aids in Deutschland wieder steigen. Möglicherweise könnte dieser Trend gestoppt werden, z.B. mit Hilfe einer erneuten Kampagne, die speziell die junge Generation von heute anspricht?! Das Gesundheitsamt Dresden möchte zurzeit mit unserem Institut eine Kampagne unter dem provozierenden Titel „Pflege Deinen Schwanz" durchführen. Auch hier steht natürlich die Aufklärung im Vordergrund.

Wie geht eigentlich „griechisch“?

Sex mit einem Alpha-Mann? Ganz kalt! Es ist der umgangssprachliche Begriff für Analverkehr. Aha, das kennen wir alle. Manchen reicht es zu wissen, wie Analsex theoretisch funktioniert, andere lieben ihn in der Praxis. Für Letzteres gibt's schon gute Gründe: Denn der After ist mit den Nerven des ganzen Beckenbodens verbunden. Wird also die Analregion stimuliert, kann das bei beiden Geschlechtern das Orgasmuserlebnis um einiges steigern. Ich rate Ihnen aber, Analsex sorgsam zu praktizieren. Zum einen ist es wichtig, ausreichend Gleitmittel zu verwenden, um das Erlebnis schön und schmerzfrei zu gestalten. Dann braucht es viel Feingefühl und Zeit, um die feinnervige Muskulatur des Afters an das Gefühl des Eindringens sanft zu gewöhnen. Bedenken Sie: Der Anus ist als Ausgang konstruiert; daher zieht sich die Schließmuskulatur bei Versuchen in die andere Richtung zunächst reflektorisch zusammen. Mit dem Finger oder einem kleinen weichen Dildo (ein Sexspielzeug, das der Form des Phallus nachempfunden ist) lässt sich der Anus aber nach und nach an die Berührung gewöhnen. Eine Darmspülung vor dem Analverkehr ist normalerweise nicht nötig, denn in der Region, in die der Penis vorstößt, befindet sich normalerweise kein Kot.

Ist Analverkehr gesundheitsgefährdend?

Beim Analsex ist das Verletzungsrisiko größer als beim vaginalen Verkehr. Dementsprechend ist auch die Infektionsgefahr, z.B. für Aids, höher. Darum rate ich Paaren beim Analverkehr auf jeden Fall zum Gebrauch von Kondomen. Bitte auch bedenken: Wenn der Mann von „hinten“ nach „vorne“ wechselt, sollte ein frisches Kondom benutzt werden. Denn die Darmbakterien können schmerzhafte Unterleibsinfektionen bei der Frau verursachen, etwa Harnwegsinfekte.

HOT Kamasutra – was ist das?

Das Kamasutra ist ein altindisches Liebeslehrbuch, das – so schätzt man – im 3. oder 4. Jahrhundert geschrieben wurde. Darin sollen mehr als 600 verschiedene Stellungen für den Geschlechtsverkehr dokumentiert sein. Sollten Sie jetzt denken: Oh, mein Gott, ich kenne nur eine Hand voll!, bewahren Sie Ruhe. Meist sind es einfach nur die fünf weithin bekannten Grundpositionen in vielfach abgewandelten Variationen. Spannender aber: Das Kamasutra vermittelt uns die Lehre vom ganzheitlichen Sex. Nach dem hinduistischen Glauben gibt es nämlich drei Lebensziele: 1. „Dharma" – das Erlangen von spirituellem Wohl durch religiöse Pflicht, 2. „Artha" – der Erwerb materieller Güter und 3. „Kama" – der sinnliche Genuss. Das Kamasutra befasst sich eingehend mit dem dritten Ziel: Kama, der sexuellen Erfüllung. Und wie der Mensch dorthin gelangt, wird auch beschrieben. Unter anderem durch bestimmte Sexualpraktiken und Stellungen. Natürlich erhält der Leser auch Rat und Hilfe auf seinem Weg zum herrlichen Ziel. **Meine Meinung:** Eine erotische Lektüre für Paare allen Alters. Auf in die nächste Buchhandlung!

Was ist ein Fetisch?

Wer beim Sex auf Latex steht, ist im Reich der Fetische angekommen. Der Begriff kommt aus dem Französischen und heißt übersetzt „Zaubermittel". Und dementsprechend wirken Fetische auch auf ihre Liebhaber: magisch und sexuell hoch erregend! Die Liste der Fetische ist lang, teils lustig, teils skurril und zum Teil auch schön: Sie reicht von getragenen Unterhosen über Krankenschwesternuniformen bis hin zum ganz klassischen Fetisch, der Netzstrumpfhose im Verbund mit steilen Stilettos. Für manche sind aber auch Körperteile ein Fetisch, so etwa bei Fußfetischisten. Alles okay, solange man den lieben Mitmenschen mit seiner Vorliebe nicht schadet.

Kann man nur durch Berührung der erogenen Zonen zum Orgasmus kommen?

Das geht bei vielen Menschen. Es gibt Frauen, die allein durch Massieren und Küssen der Brüste einen Orgasmus erleben. Bei beiden Geschlechtern gibt es vom Kopf bis zu den Zehen einige erogene Zonen. Die sensibelsten sind natürlich die Geschlechtsorgane selbst, also beim Mann Penis und Hodensack und bei der Frau Klitoris und Schamlippen. Bei „ihr" zählen aber auch z.B. die Brüste, der Mund, der Bauchnabel und die Leistengegend zu den erogenen Lustzonen. Und bei „ihm" beispielsweise die Lendenregion, also der untere Rücken. Die Liste ließe sich noch fortführen, denn jede Frau und jeder Mann hat auch noch ganz individuelle erogene Stellen, die nur sie selbst kennen und ihr Partner hoffentlich auch.

NEW! Haben Pornos einen schlechten Einfluss auf den Sex?

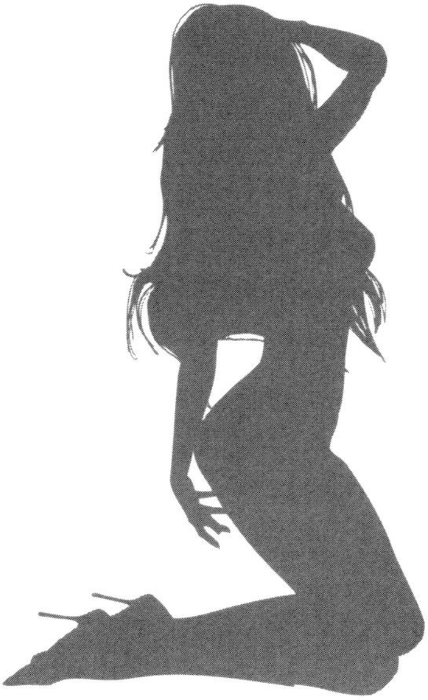

Wenn sexuell erfahrene Erwachsene Pornos ansehen – auch Hardcorestreifen –, werden sie dadurch sicher nicht gleich zu „brutalen" Sexakteuren. Bei jungen Menschen können sich Pornofilme dagegen prägend auswirken, weil noch keine oder zu wenige sexuelle Erfahrungen gemacht wurden. Die Gefahr lauert eher in völlig unrealistischen Maßstäben bzw. Klischees, die Pornofilme vermitteln. Viele Männer gewinnen durch Pornos auch falsche Vorstellungen von den normalen Ausmaßen des Gliedes, weil sie sich mit Pornodarstellern vergleichen. Bei solchen Filmen aber bläst der Kameramann das Geschlecht durch niedrige Brennweiten zusätzlich auf. Auch kann es sein – da habe ich einige Patienten in meiner Sprechstunde –, dass Männern der Eindruck vermittelt wird: „So leicht sind Frauen rumzukriegen" und zu befriedigen. Aber die „realen" Damen in unserer Welt wünschen sich in 91 Prozent der Fälle etwas ganz anderes.

HOT Sind Küsse Sexbeschleuniger?

Sind sie. Denn die Reize beim Kuss führen schneller zur sexuellen Erregung, vor allem ein intensiver Zungenkuss. Ein Kuss ist aber weit mehr als ein Sexbeschleuniger. Er bietet mehr als alle anderen Liebkosungen den Austausch von Nähe und Intimität. Nicht umsonst gehört eben das Küssen nicht zum Repertoire von Prostituierten. Denn der Mund steht in einer sehr direkten Weise für die Person. Und um einen Kuss zu verschenken, bedarf es viel Gefühl – oder Schauspielkunst.

Kann man einen erotischen Kuss lernen?

Bestimmt. Entscheidend ist dabei, dass jeder Küsser auf den Rhythmus des anderen achtet. Beginnen Sie am besten zaghaft. Zarte Küsse im Gesicht, an den Ohren und im Nacken können schon sehr erotisch wirken. Dann spüren Sie sehr bald, inwieweit Ihr Tempo erwidert wird, ob Sie es drosseln müssen oder vielleicht steigern.

NEW! Gibt es einen Sex-Knigge?

Das hat uns gerade noch gefehlt: 1001 Benimmregeln fürs Bett. Gegen ein paar Grundregeln im sexuellen Miteinander ist aber natürlich nichts einzuwenden. So sollten immer alle Beteiligten mit der sexuellen Spielart einverstanden sein. Hier müssen Paare ihre Grenzen klar äußern. Denn tut einer etwas nur dem anderen zuliebe, kann das die Beziehung ruinieren. Beispiel: Wenn der Mann Analsex forciert, was seine Partnerin abstoßend findet, oder die Frau von ihrem Partner Oralsex verlangt, was ihm wiederum unangenehm ist. Eine weitere wichtige Regel ist die Körperhygiene. Die sexuelle Lust kann innerhalb von Sekunden verschwinden, wenn plötzlich der Geruch von Schweißfüßen in die Nase dringt. Raucher sollten ganz besonders auf eine sorgsame Mundhygiene achten, vor allem, wenn sie einen nichtrauchenden Partner haben. Denn kaum etwas ist abtörnender als der Geruch und Geschmack nach kaltem Aschenbecher. Die Pflege und Reinigung der Genitalien ist eine Frage des Respekts dem anderen gegenüber. Viele Männer und Frauen schätzen es, wenn der Partner seine Schamhaare abrasiert. Zum einen wegen der Optik – die Genitalien sind dann weniger versteckt. Zum anderen empfinden einige die Haare als störend, besonders für den Oralverkehr. Allerdings sind Stoppeln alles andere als angenehm – davor schützt eine regelmäßige Rasur. Am besten mit einem Apparat trocken rasieren, denn sonst kommt es leicht zu einer Entzündung der Haarwurzeln.

Wieso nennt man Oralsex eigentlich auch Blasen?

Ist vielleicht eine Ableitung von der englischen Bezeichnung „blow job" (Blastechnik). Ist aber im wahrsten Sinne des Wortes unzutreffend. Zutreffender sind da schon die anderen Bezeichnungen, wie etwa Position „69". Ganz korrekt sind die lateinischen Begriffe: Cunnilingus (Mann bei der Frau – cunnus = weibliches Genital, lingere = lecken) und Fellatio (Frau beim Mann – fellare = saugen).

Gehört Stöhnen zum Orgasmus dazu?

Das ist individuell verschieden. Grundsätzlich gehören Laute ebenso zum Orgasmus wie Flüssigkeiten – sie sind normal. Manche stöhnen dabei, andere schreien oder lachen. Und wiederum andere sind stille Genießer – bei ihnen ist lediglich die Atmung beschleunigt.

Ist der gemeinsame Orgasmus das höchste der Gefühle?

Nicht unbedingt. Oft setzen sich Paare den gleichzeitigen Orgasmus zum obersten Ziel und arbeiten verkrampft darauf zu. Und je verkrampfter, desto seltener wird aus der Wunschvorstellung Realität. Vielleicht ist es aber spannender, dass jeder für sich den eigenen und dann auch den Orgasmus des Partners genießt.

Was wollen Mann und Frau nach dem Sex?

Meist etwas anderes! Manche Männer werden nach dem Orgasmus schläfrig und würden sich am liebsten zufrieden zur Seite drehen und schlummern. Der Höflichkeit halber tun sie es meistens nicht – gut so! Denn Frauen wünschen sich oft noch ein paar Schmuseeinheiten, körperlich und meist auch verbal. Beiden Geschlechtern gleich ist aber, dass sie gerne eine Äußerung der Zufriedenheit vom Partner hören oder spüren möchten. Denn eine Rückmeldung über das gemeinsam Erlebte freut jeden. Das können sich Paare mit Worten zu verstehen geben oder mit Blicken und Küssen. Vorsicht Falle: Kritik kommt zu diesem Zeitpunkt gar nicht gut. Falls Sie was zu mäkeln haben, heben Sie es sich für später auf.

Können zu viel Vertrautheit und Harmonie in einer Beziehung die Lust verringern?

Für ein Paar in einer langjährigen Beziehung ist es eine große Kunst, die Leidenschaft nicht ausgehen zu lassen. Die Balance zwischen Nähe und Distanz sollte stimmen. Das heißt, beide Partner sollten ihre Eigenständigkeit wahren. Gemeint sind damit unter anderem eine eigene Meinung, eigene Hobbys und eigene Freunde. Auch die Wahrung der Intimsphäre des Einzelnen ist wichtig, um langfristig die erotische Spannung zwischen den Partnern zu gewährleisten. Denn wenn sie auf dem Klo sitzt und er sich daneben die Zähne putzt, kann Vertrautheit auch zum Erotikkiller werden. Gefährlich ist das Bruder-Schwester-Syndrom: Das Paar sucht nach einer heilen Welt, in der sich beide ähneln, Gleiches machen, Gleiches denken. Natürlich ist in der Beziehung aber nicht nur die Eigenständigkeit des Einzelnen gefragt, sondern auch die Weiterentwicklung als Paar. Sonst läuft man Gefahr, aneinander vorbeizuleben.

NEW! Wie kann man die Libido einer Beziehung reanimieren?

Zum einen damit, dass jeder der beiden Partner etwas für sich tut, das heißt für seine körperliche Attraktivität, aber auch für seine persönliche Weiterentwicklung. Zum anderen braucht das Zwischenmenschliche seine Pflege, am besten in Form von Komplimenten und Interesse für den anderen. Oft hilft dabei ein Tapetenwechsel – eine Reise ans Meer oder in eine andere Stadt. Aber die sexuelle Lust lässt sich nicht erzwingen – auch wenn die Sehnsucht nach Höhepunkten noch so groß ist.

NEW! Sind viele Sexvariationen wichtig für ein gutes Liebesleben?

Das kann nur jedes Paar für sich entscheiden. Ein größeres Repertoire an Positionen befördert die Liebhaber nicht automatisch in eine bessere Liga. Die meisten Paare geben sich ohnehin meist mit zwei bis drei bewährten Stellungen je nach Stimulationsvorlieben und Gelenkigkeit zufrieden. Doch gelegentlich kann das Ausprobieren von verschiedenen Stellungen für neuen Spaß sorgen. Lassen Sie Ihrer Fantasie und Kreativität freien Lauf.

Machen heiße Sprüche den Sex besser?

Wörter sind wie Musik. Und da driften die Geschmäcker bekanntlich weit auseinander. Ausdrücke und Ausrufe beim Sex machen die einen total heiß, während die gleichen Vokabeln auf andere wie eine kalte Dusche wirken. Es geht darum herauszufinden, was der andere gern hört.

HOT Welche Sexspielzeuge bringen den höchsten Lustgewinn?

Darauf kann ich Ihnen nur antworten: Probieren Sie es aus! Von nett bis bizarr – die Sexspielzeugindustrie lässt fast keine Wünsche offen. Hier ein kleiner Vorgeschmack auf das, was Sie in guten Sexshops erwerben können:

• Vibratoren: Als verlässlicher „Liebhaber" hoch im Kurs bei den Damen, sei es für die Masturbation oder die Anwendung zusammen mit dem Partner. Die meisten sehen aus wie Penisse und haben zum Teil sogar Adern und Noppen aus Gummi. Manche haben auch spezielle Aufsätze zur Stimulation der Klitoris.

• Spaßringe sind dafür gemacht, beiden Partnern beim Sex Freude zu bereiten. Schon sie anzusehen, bereitet Lust: Es gibt sie in bunt verspielten Formen, wie etwa in Herz-, Stern- oder Flügelform. Die weichen und elastischen Gebilde aus Silikon zieht der Mann über den Penis, um die Frau beim Geschlechtsverkehr zu stimulieren.

• Liebesperlen und Kugelstäbe sind sanfte Pomasseure. Dort eingeführt, stimulieren sie die sensiblen Nervenenden. Mittlerweile gibt es auch Teile, die sich im Po aufpumpen lassen und/oder dort durch Vibrieren für gute Stimmung sorgen.

• Analplugs sind eine Art „Stöpsel" für den hinteren Ausgang. Bei den Männern stimulieren sie die Prostata, und bei Frauen erhöhen sie den Druck auf die Vagina während des Geschlechtsverkehrs. Sie können auch dafür verwendet werden, den After sanft auf den Analsex vorzubereiten, sodass es nicht wehtut.

• Cockringe werden über den Penis bis an seine Wurzel gezogen und sorgen für eine stärkere Erektion und längere Standfestigkeit, weil sich dadurch das Blut besser im Penis staut. Auch gibt es solche, an deren Oberseite ein kleines Silikonkissen speziell die Klitoris beim Sex berührt.

• Penisaufsätze dienen als Erektionshilfe oder für mehr Stimulation bei der Partnerin. Es sind Kappen aus gut dehnbarem Silikon, die über den Penis gestreift werden und durch das erhabene Profil die weiblichen Nervenenden beim Sex stärker anregen.

• Umschnallbare Penisse ermöglichen neue Positionen und Rollen. Für alle, die überhaupt gern mal einen Penis hätten, und diejenigen, die gern mehr davon hätten.

• Spezielle Kondome können mehr als nur Schwangerschaften und Geschlechtskrankheiten verhüten. Solche mit Noppen oder Tierköpfen stimulieren die Frau stärker als ihre glatten Verwandten. Kondome mit Erdbeer- oder Schokoladengeschmack versüßen dagegen den Oralverkehr.

• Smart balls und Vibrationstampons sind wachteleiergroße Kugeln, die in die Scheide eingeführt werden und die sexuellen Sensationen den ganzen Tag lang wach halten sollen. Sie dienen auch zur Stärkung der Vaginalmuskeln. Die Hightechvariante sind ferngesteuerte „Vibrationstampons". Da kann Mann bei seiner Partnerin während eines romantischen Abendessens schon einmal per Knopfdruck die Lust erwecken.

- Nipple-Clips sind für Frauen, die gerne ihre Brustwarzen stimuliert wissen. Die gummierten Enden der Kette werden an den erregten Brustwarzen befestigt, die verbindende Kette kann dann nach Lust bewegt werden.
- Zarte Satinfesseln machen SM-Spiele in „Light"-Ausführung möglich. Sie fixieren sanft die Handgelenke.

Mehr Auswahl finden Sie auch in guten Sexshops. Nur Mut!

WHAT? Bereichert Sex mit einer Prostituierten den Horizont?

Möglich. Wenn der Mann bestimmte sexuelle Fantasien ausleben möchte, dazu aber keine Gelegenheit hat, kann er sie vielleicht mit einer Prostituierten umsetzen. Gefühle gibt's da natürlich nicht. Eher handelt es sich um ein körperliches Verwöhnprogramm. Viele Männer sehen hier den Vorteil, die Frau nicht erst erobern und sich nicht mit ihr auseinandersetzen zu müssen.

NEW! Gibt's tatsächlich so etwas wie die „richtige Chemie" zwischen zwei Menschen?

Gibt es. Und ob eben diese Chemie zwischen zwei Menschen stimmt, also ob man den anderen „gut riechen" kann, entscheidet sich nach wissenschaftlichen Erkenntnissen schon in den ersten Minuten ihres Zusammentreffens bzw. wenn man den Geruch des anderen wahrnehmen kann. Hier ist natürlich nicht die Rede von Lagerfeld oder Chanel. Vielmehr kann man vor allem solche Menschen gut riechen, die ein komplett anderes Immunsystem haben als man selbst. Diese findet man sexy und anziehend. Macht Sinn. Denn mögliche Nachkommen mit diesem Partner besitzen somit viele verschiedene Abwehrmechanismen. Und das ist für das Überleben der Menschheit seit jeher von Bedeutung. In der fortgeschrittenen Phase der Annäherung, nämlich beim Küssen, wird das Immunsystem des anderen ein weiteres Mal „beschnüffelt". Und zwar über die Pheromone – chemische Abkömmlinge von Sexualhormonen. Diese werden hauptsächlich in der Achselhöhle und in der Falte zwischen Nase und Mundwinkel gebildet. Sie entscheiden im Gehirn über Lust und Unlust auf den anderen. Ganz interessant: Untersuchungen haben gezeigt, dass Paare, die nach 20 oder mehr Jahren nach wie vor ein intensives gegenseitiges Verlangen verspürten, sich durchweg in den ersten Minuten ihres Zusammentreffens ineinander verliebt hatten.

Stehen alle Männer auf Frauenpos?

Weiche Rundungen an Po und Brust und dazu eine schmale Taille. Ja, diese weiblichen Äußerlichkeiten wirken auf die meisten Männer sexy. Die Gründe dafür stammen aus grauer Vorzeit: Eine junge Frau mit einem breiten Becken war für den Mann deswegen attraktiv, weil sie viele Kinder bekommen würde. Ist bis heute in den männlichen Genen einprogrammiert. Und zwar unabhängig davon, ob Mann diese Frau auch schön findet oder ob sie ein intellektuell befriedigender Gesprächspartner ist.

Gibt's für Frauen einen Mr. Perfect?

Muskulös und groß muss er sein. Das sagt der Urinstinkt den Frauen. Warum? Ganz klar. Bei unseren Urvorfahren musste der Mann die Frau in der

Schwangerschaft und beim Großziehen der Kinder beschützen können. Und das konnten natürlich am ehesten Männer, die groß und muskulös waren und eine gute Rangstellung innerhalb der Sippe innehatten. Heute loten die Frauen die Beschützerqualitäten eines Mannes nach diesen Kriterien aus:

- guter sozialer Status
- geschmackvolle, hochwertige Kleidung
- Fitness
- Gesundheit

NEW! Macht Liebe blind?

Ich sage Ihnen, was Mann und Frau wirklich den Kopf verdreht: Es ist der Geruch! So sind die weiblichen Pheromone ein direkter Angriff auf das Gehirn des Mannes – allerdings nur in der richtigen Zusammensetzung. Und die ist genau zum Zeitpunkt des Eisprungs erreicht, also wenn die Frau am fruchtbarsten ist. Eine Studie ergab, dass die Fähigkeit von Männern, die Attraktivität von Frau zu beurteilen, unter dem Einfluss dieser weiblichen Pheromone völlig zusammenbricht.

YES! **Fazit:** Nicht die Liebe macht blind, sondern die Aussicht darauf, mit einer empfängnisbereiten Frau Sex zu haben. Und was raubt ihr die Sinne? Androsteron. Von diesem männlichen Pheromon bilden Männer besonders viel, wenn sie sich in einer Erfolgssträhne befinden und von daher ein stabiles Immunsystem besitzen. Frauen finden diese Männer nachweislich sehr begehrenswert. Diese Ergebnisse haben natürlich auch schon erfindungsfreudige Naturen auf den Plan gerufen, die prompt Pheromonparfums für sie und ihn entwickelt haben. Mauserten sich aber nicht wirklich zum Kassenschlager. Grund: In größeren Dosierungen werden Pheromone nicht nur über das Vomero-Nasal-Organ in der Nasenscheidewand aufgenommen, sondern auch von den Riechzellen. Das Dumme: Pheromone riechen nicht besonders gut, ein bisschen nach Schweiß, ein bisschen nach Urin. Noch Lust, liebe Damen und Herren?

Kann Lustlosigkeit auch psychische Gründe haben?

Auf jeden Fall. Aber darüber kann nur eine kompetente Therapie, z. B. beim Sexualtherapeuten, Aufschluss geben. Ursachen für chronische Lustlosigkeit bei Paaren gibt es viele.

Einige Beispiele, die öfter anzutreffen sind:

- Wenn sich der Mann durch seine Frau zu sehr an seine eigene Mutter erinnert fühlt, kann das – unbewusst – zum sogenannten „Inzesttabu“ beim Mann führen. Er verbietet sich dann sozusagen erotische Gefühle gegenüber seiner Frau.
- Wenn ein Seitensprung das emotionale Gefüge zerstört hat. Möglicherweise hat man dem Partner zwar bewusst verziehen, trägt ihm die Verletzung aber dennoch unbewusst nach.
- Insbesondere ältere Paare schlafen nicht mehr miteinander, weil sie glauben, der andere „könne“ nicht mehr, sei also impotent. Und man möchte ihm/ihr dann die Peinlichkeit der Offenbarung ersparen. Die Krux: Meist liegt’s gar nicht an körperlichem Unvermögen, sondern nur an einem zeitweisen Rückzug des Partners, der dann fehlinterpretiert wird. Hier hilft nur: miteinander sprechen!
- Reizüberflutung, vor allem durch die Medien, kann zu einer Verweigerungshaltung führen. Beispielsweise lähmt zu viel und vor allem zu hochstilisierter Sex im TV die eigene Kreativität und Fantasie.

Was sind Sexualphobien?

Eine Phobie ist eine krankhaft übersteigerte Angst. Eine „totale Sexualphobie“ liegt dann vor, wenn Menschen vor sexuellen Handlungen dermaßen in Panik geraten, dass Körper und Geist vollständig auf „Notsituation“ umschalten. In dieser Phase sind sie weder empfänglich für sexuelle Reize, noch nehmen sie irgendetwas von außen wahr, bis die „Gefahr“ vorüber ist. Eine schwächere Form ist die „partielle Sexualphobie“. Hier haben die Betroffenen lediglich Angst vor einer bestimmten sexuellen Handlung. Bei der Therapie von Sexualphobien verfährt der Arzt meist so, dass er eine psychologisch fundierte Sexualberatung mit der Gabe von angstlösenden, nicht süchtig machenden Medikamenten kombiniert.

Hat Sex etwas mit Aggression zu tun?

Zwischen Aggression und Sexualität besteht eine enge Beziehung: Man kann sagen, in jeder sexuellen Handlung steckt eine Portion Aggression, und jede aggressive Handlung ist auch ein bisschen sexuell gefärbt. In einer intakten Paarbeziehung stehen die beiden normalen menschlichen Triebe in einem ausgewogenen Verhältnis. Gestört ist die Beziehung, wenn der Aspekt Aggression völlig fehlt. Dann kann es sein, dass es einfach an der Lust am Sex mangelt. Gestört ist die Beziehung aber auch, wenn die Aggression dominant wird. In der Psychoanalyse wird dies als „Triebdurchbruch“ oder „Entmischung“ be-

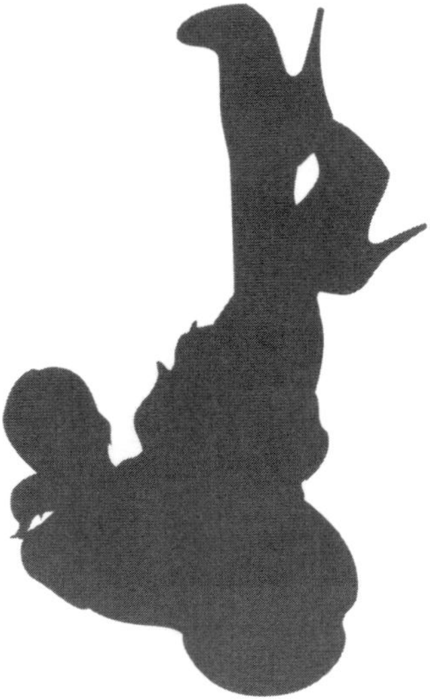

zeichnet. Verdrängte Aggressionen können sich übrigens auch in Sexualstörungen bemerkbar machen. Durch Erektionsstörungen beim Mann oder durch das Fehlen des Orgasmus bei der Frau (Anorgasmie).

Was ist eigentlich pervers?

Z. B., wenn ein Mensch nur noch durch bestimmte nichtsexuelle Handlungen oder nichtsexuelle Gegenstände erregt wird. Etwa durch Urinspiele. Meistens können so geneigte Menschen auch keinen befriedigenden Sex auf einer persönlichen und liebevollen Ebene mit einem Partner haben. Ganz interessant: Die bekannte Sexualtherapeutin Helen Singer Kaplan hat im Laufe der letzten 20 Jahre über 7.000 Sexualuntersuchungen durchgeführt. Dabei stellte sich heraus, dass jede Person, die sadistische oder masochistische sexuelle – also perverse – Vorlieben hatte, in ihrer Kindheit einer bedeutsamen Grausamkeit ausgesetzt war. Eine Perversion birgt die Gefahr, dass man den anderen auf sexueller Ebene für seine eigenen perversen Neigungen instrumentalisiert. Perversion muss man aber klar abgrenzen von sexuellen Vorlieben, die jeder Mensch hat und die individuell unterschiedlich sind.

NEW! Wie entstehen sexuelle Vorlieben?

Sie werden im Kindesalter geprägt, und zwar zwischen dem dritten und fünften Lebensjahr. In diesem Alter scheint ein Kind zum ersten Mal bewusst erotische Gefühle wahrzunehmen.

Stimmt es, dass im Alter die Lust auf Sex verschwindet?

Fragen Sie doch einmal Ihre Eltern oder Ihre Großeltern danach! Die werden Augen machen, Ihnen aber vielleicht nicht die Wahrheit sagen. Nicht schlimm! Hier erfahren Sie, was Sie wissen möchten: Die meisten Großmütter und Großväter sind sexuell noch aktiv, auch wenn Sie ihnen das nicht zutrauen. Und vielleicht sogar öfter, als Sie denken. Eine Studie brachte ans Licht, dass Menschen zwischen 56 und 65 Jahren sogar aktiver sind als 25-Jährige, vor allem, wenn sie in einer festen Beziehung leben. Rein physiologisch gibt es auch keinen Grund dafür, dass das sexuelle Verlangen nachlassen sollte. Eine repräsentative Umfrage unter 61- bis 75-Jährigen bestätigte: 61 Prozent der Frauen und 58 Prozent der Männer leben ihre sexuelle Lust noch regelmäßig aus. Das macht doch Mut.

Kann man in jedem Alter Sex haben?

Grundsätzlich ist es für Frauen und Männer immer möglich, einen normalen Geschlechtsverkehr und eine beglückende Sexualität zu erleben. Es kommt zwar im Laufe der Jahre zu körperlichen Veränderungen der Geschlechtsorgane und die genitalen Reaktionen sind verzögert, aber sie erlöschen keineswegs.

HOT Bereichern erotische Spiele den Sex?

Durchaus! Viele finden es erregend, sich zu verkleiden oder jemand anderen darzustellen. Der Partner mimt vielleicht einen Fremden und entwickelt eine neue Identität. So kann das Paar eine Verführungsstory inszenieren. Man lässt sich gehen und spielt eine ganz neue Rolle. Die nötigen Accessoires für kleine Experimente finden kreative Liebhaber in jedem Haushalt. Z.B. Babyöl für die Intimmassage oder die Kochschürze ohne etwas darunter. Ähnlich stimulierend ist es, sich selbst beim Sex zu beobachten – mit Hilfe eines Spiegels in der Nähe des Betts.

NEW! Ist Sex eigentlich auch ein Kommunikationsmittel?

Richtig. Sex ist eine Körpersprache. Und wohl die intimste und ehrlichste. Denn hier lässt sich (fast!) nichts mehr „türken“, was nicht echt ist. Und sie hat unzählige Dialekte. Jedes Paar kann seine eigene Form der Kommunikation entdecken und im besten Fall immer weiterentwickeln. Der schönste Nebeneffekt dabei: Man lernt sich selbst kennen, lernt, wie der Körper funktioniert, erfährt die ganz eigene Art des Ausdrucks und die eigenen Bedürfnisse. Diese Sprache zu erlernen und sich in ihr mitzuteilen ist wohl eines der lohnenswertesten und schönsten Lebensziele. Denn eine erfüllende Sexualität macht sich in allen anderen Bereichen des Lebens positiv bemerkbar.

Hat sich die Einstellung zum Sex in den letzten Jahren verändert?

Das hat sie, und zwar teils zum Guten, teils zum Schlechten. Anders ist: Sexuelle Befriedigung steht für die meisten modernen Menschen in dieser Gesellschaft ganz oben auf der Werteskala. Schön, weil sie sich größtenteils aus der Tabuzone befreit hat. Schlecht, weil sich dadurch ein bedenklicher Konsumzwang entwickelt hat, der auf viele Menschen die Wirkung hat, „mithalten“ zu müssen oder sexuell besonders „hip“, freizügig oder offen für alles zu sein. Das macht Sex beinahe zum Produkt. Natürlich liegt es aber in der Verantwortung jedes Einzelnen, sich diese Haltung anzueignen oder den eigenen Maßstäben treu zu bleiben.

Wann entscheidet sich eigentlich das Geschlecht des Kindes?

Schon bei der Zeugung. Sobald Ei- und Samenzelle miteinander verschmelzen, steht das Geschlecht des Kindes fest. In den Eizellen gibt es

23 Chromosomen, davon ein Geschlechtschromosom X; in den Samenzellen sind die Geschlechtschromosomen unterschiedlich – entweder X oder Y. Treffen ein mütterliches und ein väterliches X-Chromosom aufeinander, wird das Kind ein Mädchen; kommt vom Vater hingegen ein Y-Chromosom, gibt es einen Jungen. Also entscheidet die männliche Samenzelle über das Geschlecht des Kindes.

Was leitet im Körper die Pubertät ein?

Was genau den Zeitpunkt der Pubertät bestimmt, ist bis heute nicht geklärt. Man weiß aber, welche Hormone dabei eine Rolle spielen. Eine spezielle Region im Gehirn – der Hypothalamus – schüttet einen solchen Botenstoff aus, der die Hirnanhangsdrüse (auch Hypophyse genannt) anregt. Von dieser erbensgroßen Drüse wiederum, die wenige Zentimeter hinter der Stirn liegt, kommen dann die entscheidenden Hormonkommandos, die den Hoden oder den Eierstöcken signalisieren, mit der Produktion von Sexualhormonen zu beginnen. Das erste sichtbare Zeichen des sich verändernden Körpers ist bei den Mädchen das Brustwachstum und bei den Jungen die Vergrößerung der Hoden.

HOT Ist Selbstbefriedigung auch bei Jungen und Mädchen normal?

Klar. Für ein befriedigendes Sexualleben ist es sogar vorteilhaft, wenn die Nervenbahnen der erogenen Zonen schon ab der Kindheit und Jugend trainiert werden. Die Masturbation hilft Jungen und Mädchen gleichermaßen, den Körper besser kennen zu lernen. Junge Männer können zusätzlich bei der Selbstbefriedigung üben, den Samenerguss herauszuzögern: die Erregung kurz vor dem Höhepunkt etwas abklingen lassen und dann erst weitermachen. Halten sie länger durch, danken es ihnen die Frauen später beim Geschlechtsverkehr.

Wieso gibt es überhaupt einen Orgasmus bei Menschen und Tieren?

Verhaltensbiologen sehen im Lustempfinden beim Sex einen Anreiz zur Paarung: Die Zeugung der Nachkommenschaft soll mit dem Hochgefühl belohnt werden. Die Natur konnte ja nicht ahnen, dass die Menschen durch Verhütungsmethoden diese „Belohnung" vom Kinderkriegen abkoppeln würden. Auf jeden Fall ist das Orgasmusmussgefühl für die Befruchtung allem Anschein nach nicht ausschlaggebend. Natürlich muss der Mann ejakulieren, um seinen Samen auf den Weg zu bringen. Das ist aber theoretisch auch ohne einen Orgasmus möglich. Die rhythmischen Kontraktionen der Vagina können für den Samentransport zur Eizelle auch von Nutzen sein. Letztlich geht aber auch alles ohne das Orgasmusmussgefühl.

Was verbirgt sich hinter dem Begriff „Hochzeitsnachtimpotenz"?

Wenn endlich alles erlaubt ist, doch die Erwartung, alles perfekt zu machen, die Lust auf Sex vertreibt. Die sogenannte Hochzeitsnachtimpotenz meint kurzum: sexuelles Versagen durch Leistungsdruck. Oftmals erwischt sie Jugendliche, z. B. bei ihrem „ersten Mal". Aber auch gestandene Männer, wenn sie mit der Angebeteten endlich im Bett liegen. Die Erklärung hierfür: Sexueller Leistungsdruck bedeutet Stress. Gehen wir doch einmal kurz zurück in die Zeit, wo wir noch Dinosaurier und Säbelzahntiger hatten. Wenn Mann sexuell aktiv war, um seine Gene in die nächste Generation zu befördern, und dann plötzlich ein Säbelzahntiger auftauchte, bedeutete das Stress. Um zu überleben, löste dieser Stress ein Abschwellen der Erektion aus, und der Mann (was tat eigentlich die Frau?) mobilisierte alle Energie, um davonzulaufen. Heute gibt es zwar keine Säbelzahntiger mehr, aber Stress löst dasselbe bei uns Männern aus: Unser bester Freund wird einfach weich.

Können sexuell übertragbare Krankheiten unfruchtbar machen?

Sie sind sogar die häufigste Ursache der Unfruchtbarkeit – und zwar bei Männern und Frauen gleichermaßen. Durch einen entzündlichen Prozess der inneren Geschlechtsteile, wie der Samen- oder Eileiter, kommt es zu einer Verengung, sodass die entsprechenden Zellen nicht mehr zueinander finden können.

HOT Wie kann ich verhindern, dass das Kondom beim Sex platzt?

Ganz einfach: indem man richtig damit umgeht. Der häufigste Fehler ist Luft im Reservoir, der Ausbuchtung an der Spitze des Gummis. Bevor Mann das Kondom überzieht, sollte dieses „Auffangbecken" für den Samen mit Daumen und Zeigefinger zugehalten werden. Sonst bildet sich dort ein kleiner Luftballon, der leicht platzen kann, wenn sich der Druck durch den Erguss steigert. Entscheidend ist auch, den Gummi richtigrum über den Penis abzurollen. Wird das Kondom erst falschherum angesetzt, gelangen samenhaltige Tropfen der Erregungsflüssigkeit an seine Außenseite. Beim Geschlechtsverkehr machen sich die Spermien dann sofort auf den Befruchtungsweg. Will sagen: Wenn die Abrollrichtung nicht gestimmt hat und das Kondom bereits den Penis berührt hat, lieber das Kondom wegwerfen und ein neues benutzen. Nach dem Sex sollte der Mann den noch steifen Penis aus der Scheide herausziehen. Dabei ist es wichtig, das Kondom am oberen Rand (an der Penisbasis) festzuhalten, damit kein Sperma austritt.

Warum wollen viele Paare keinen Sex mit Kondom?

Entweder weil sie befürchten, dass die sexuelle Empfindung durch ein Kondom leidet oder gar nicht mehr vorhanden ist, oder – vor allem bei Männern – aus Angst, dass der Penis beim Überziehen schlappmacht. Oft ist aber auch der erstgenannte Grund eine Ausrede für den zweiten.

Ist Homosexualität unnatürlich?

Nein. Vielleicht würden viel mehr Menschen sexuelle Erfahrungen mit gleichgeschlechtlichen Partnern machen, wenn Angst und Unsicherheit sie nicht davon abhielten. Angst, z. B. vor dem Verlust der gesellschaftlichen Akzeptanz und Unsicherheit, durch den Zweifel über ihre sexuelle Orientierung. Jugendliche sind da noch offen und machen gar nicht so selten sexuelle Erfahrungen mit Menschen des gleichen Geschlechts, aber ohne sich deshalb als lesbisch oder schwul zu bezeichnen. Würden hetero- und homosexuelle Beziehungen als völlig natürlich gelten, würden sich sicher mehr Menschen eingestehen, den Freund oder die Freundin erotisch anziehend zu finden. Es würde gar nicht stören, wenn das Geschlecht zufällig das eigene ist. So könnte aus gegenseitiger Sympathie und Zuneigung schließlich auch sexuelle Attraktion werden. Im Tierreich gibt es in diesem Punkt zumindest keine Moralkonflikte: Fast jede Gattung kennt homosexuelles Verhalten.

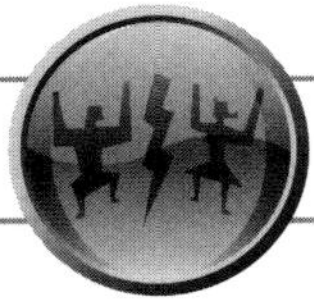

Sexuelle Störungen durch Medikamente

NEW! Welche Medikamente können Einfluss auf die Sexualfunktionen haben?

Auf den zurückliegenden Seiten habe ich es schon mehrfach kurz erwähnt: Bestimmte Medikamente können sexuelle Störungen, wie etwa erektile Dysfunktion beim Mann, verursachen. Und auch bei der Frau kann die Einnahme von Medikamenten zum Libidoverlust führen. Über den Einfluss von Medikamenten auf die Sexualität der Frau liegen zwar weniger klinische Angaben vor als über den Einfluss von Nebenwirkungen auf die Sexualität des Mannes – dass es einen Einfluss aber gleichfalls gibt, ist unbestritten. Daher nenne ich Ihnen auf den folgenden Seiten verschiedene Medikamente und Wirkstoffe, die Einfluss auf die sexuellen Funktionen haben können. Aber bitte: Hierbei handelt es sich nur um mögliche medikamentöse Ursachen für sexuelle Störungen. Oftmals ist es gar nicht die Medikamenteneinnahme allein, die das Problem hervorruft, sondern wird eventuell nur im Zusammenspiel mit anderen Faktoren zum Problem, beispielsweise durch andere, parallel eingenommene Medikamente. Auch tragen die Einnahmedauer der Medikamente und ihre Dosierung entscheidend dazu bei, wie stark sich mögliche Nebenwirkungen ausprägen. Auf jeden Fall sollte man bei Veränderungen im Sexualleben immer auch daran denken, dass Medikamente bzw. deren Nebenwirkungen für diese verantwortlich sein können.

Antibabypille

Gar nicht selten: Bei Frauen kann ein Libidoverlust durch die Einnahme der Antibabypille ausgelöst werden. In den meisten Pillen ist eine Kombination aus Östrogen und Gestagen in unterschiedlicher Konzentration enthalten. Östrogen und Gestagen sind weibliche Geschlechtshormone, die die weibliche Sexualität stark beeinträchtigen können. Auch die Einnahme einer gestagenbetonten Pille kann Auslöser für mangelndes sexuelles Verlangen sein. Die Pille ist aber nicht zu verwechseln mit den Hormonen, die in den Wechseljahren eingenommen werden. Diese wirken in der Regel luststeigernd.

Antidepressiva

Zur Behandlung von Depressionen sind sie erste Wahl: Antidepressiva. Sie dämpfen Angstgefühle und wirken stimmungsaufhellend. Und mit einer Depression gehen meist auch sexuelle Störungen einher. So hat ein Drittel der unbehandelten Patienten beispielsweise Probleme mit einem verzögerten oder verfrühten Orgasmus. Unter Einnahme von Antidepressiva kann Folgendes passieren: Im ungünstigen Fall können sich sexuelle Störungen einstellen, die vorher noch nicht da waren. Vorhandene sexuelle Störungen können sich verstärken. Umgekehrt ist es aber auch möglich, dass durch die medikamentöse Behandlung der Depression die Lust wiederkehrt. Vor allem bei Frauen können Antidepressiva auf die sexuelle Lust Einfluss nehmen, weil diese Medikamente – wie auch einige Neuroleptika – den Prolaktinspiegel erhöhen. Das kann dann zu Lustverlust bei der Frau führen. Wirkstoffe der Antidepressiva mit (möglichen) negativen Begleiteffekten auf die Sexualität sind: Trizyklische Antidepressiva wie Amitriptylin und Imipramin; Selektive Serotonin-Wiederaufnahmehemmer (SSRI) wie Fluoxetin, Paroxetin, Sertralin, Fluvoxamin; MAO-Hemmer wie Moclobemid sowie Lithiumsalze.

Beruhigungsmittel

Hierzu zählen vor allem die Wirkstoffe aus der Gruppe der Benzodiazepine.

Sie werden zur Beruhigung und Entspannung eingenommen, vor allem von ängstlichen, aufgeregten Patienten. Solche Benzodiazepine können sexuelle Funktionsstörungen, wie etwa verminderte Lust und Erektionsstörungen, mit sich bringen. Derartige Begleiterscheinungen wurden z. B. bei der Einnahme des Wirkstoffes Alprazolam häufig beobachtet, bei der Einnahme von Diazepam hingegen weniger oft.

Blutdrucksenkende Mittel

Bluthochdruck ist mittlerweile eine Volkskrankheit. Und ein Drittel der Männer, die dagegen mit bestimmten Medikamenten vorgehen, hat mit sexuellen Funktionsstörungen wie verminderter Lust und erektiler Dysfunktion sowie mit Ejakulationsstörungen zu kämpfen. Auch bei Frauen kann unter der Therapie mit Blutdrucksenkern das sexuelle Verlangen eingeschränkt sein, und es können Orgasmusschwierigkeiten auftreten. Aber: Nicht alle Wirkstoffe, die zur Blutdrucksenkung eingesetzt werden, haben solche Nebenwirkungen.

Betarezeptorenblocker

Sind auch unter der Bezeichnung Betablocker bekannt. Ärzte verordnen Betablocker, um einen erhöhten Blutdruck zu senken. Im Großen und Ganzen werden diese Medikamente ganz gut vertragen. Doch können auch diese die natürlichen Sexualfunktionen beeinflussen. Die Beta-1-selektiven Wirkstoffe zeigen aber weit weniger Einfluss auf die Sexualfunktionen als die nicht selektiv wirkenden Stoffe (bei denen etwa erektile Dysfunktion häufiger beobachtet wurde). Grund: Beta-1-selektive Substanzen wirken hauptsächlich am Herzen, nicht im gesamten Organismus.
Folgende Wirkstoffe können sich negativ auf die natürlichen Sexualfunktionen auswirken: Propranolol, Timolol, Pindolol, Sotalol. Wenn Sie seit der

Einnahme eines dieser Wirkstoffe mit Problemen mit Ihrer Sexualität zu kämpfen haben, sollten Sie unverzüglich mit Ihrem Arzt darüber sprechen und ihn um eine besser verträgliche Alternative bitten. So z.B. um einen Betablocker mit einem der folgenden Wirkstoffe: Metoprolol, Atenolol. Diese beeinträchtigen die Sexualität nämlich seltener.

Bei der Einnahme von Blutdrucksenkern aus der Medikamentengruppe der Antisympathotonika und Alpha-2-Agonisten (hierzu zählen z.B. die Wirkstoffe Alpha Methyldopa und Clonidin) kommt es mit größerer Wahrscheinlichkeit zu Störungen der Sexualfunktionen, vor allem in Form von erektiler Dysfunktion. Außerdem kann die sexuelle Lust stark vermindert sein. Glücklicherweise werden diese Medikamente heutzutage nur noch selten verordnet, und zwar eben aufgrund der Häufigkeit und des Spektrums ihrer Nebenwirkungen.

Manche Wirkstoffe, die zur Blutdrucksenkung eingesetzt werden, fördern die Durchblutung der männlichen Geschlechtsorgane und können somit positiv auf die Sexualität wirken. Etwa der Wirkstoff Losartan aus der Gruppe der Angiotensin-2-Rezeptor-Antagonisten und der Wirkstoff Nifedipin aus der Gruppe der Calciumantagonisten. Sie werden relativ häufig verordnet.

Die sogenannten ACE-Hemmer wirken nur gelegentlich negativ auf die Sexualität. Ihre Wirkstoffe sind Captopril, Enalapril, Fosinopril, Lisinopril, Ramipril.

Diuretika

Dieser Begriff umfasst die Medikamente, die entwässernd wirken und die Harnausscheidung steigern. Werden sie über einen längeren Zeitraum eingenommen, können sie unter Umständen zu Hormonstörungen führen, die sich wiederum nachteilig auf die Sexualität auswirken können (sexuelle Unlust, verminderte Erregbarkeit, Orgasmusschwierigkeiten). Folgende Wirkstoffe können dazu führen: Hydrochlorothiazid, Spironolacton.

Impressum

Hinweis

Die Ratschläge/Informationen in diesem Buch sind vom Autor und Verlag sorgfältig erwogen und geprüft, dennoch kann eine Garantie nicht übernommen werden. Eine Haftung des Autors bzw. des Verlags und seiner Beauftragten für Personen-, Sach- und Vermögensschäden ist ausgeschlossen.

Bildnachweis

Alle Illustrationen von istockphoto.com; © iStock International Inc.:
Collage; AlexKalina (Alexander Kalina) & itsme23 (m. b. meyer), S. 4; Illustrious (Jason Benedict), S. 9, S. 61; najin (Gansovsky Vladislav), S. 10; mstay (Mark Stay), S. 19; 4x6, S. 26; Collage; A-Digit & Paha_L (Pavel Losevsky), S. 34; Illureh (Thomas Paschke), S.42; AlexKalina (Alexander Kalina), S. 48, S. 79; Vectoria (Cote Nathalie), S. 70; kirstypargeter (Kirsty Pargeter), S. 74, S. 93, S. 113, S. 118, S. 137; itsme23 (m. b. meyer), S. 80, S. 86; da_kuk_work (Natalya Chupashkina), S. 102; Collage; itsme23 (m. b. meyer) & najin (Gansovsky Vladislav), S. 128; arnospaansen (Arno Spaansen), S. 148

Projektleitung
Dr. Harald Kämmerer
Sabine Gnan

Redaktion
Nicola Härms

Gesamtproducing und Layout
Christoph Dirkes
CD design · grafik · konzept

Umschlaggestaltung und Konzeption
R.M.E Eschlbeck / Kreuzer / Botzenhardt

Druck und Verarbeitung
GGP Media GmbH, Pößneck

Printed in Germany

Gedruckt auf chlor- und säurearmem Papier

ISBN: 978-3-517-08289-9
9817 2635 4453 6271